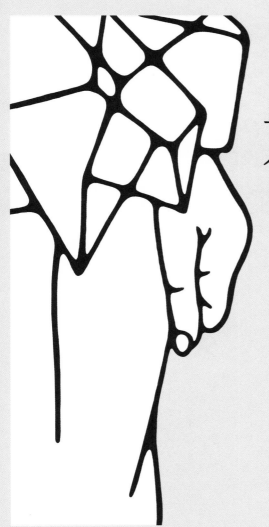

吉田精次

万引きがやめられない

クレプトマニア
[窃盗症] の
理解と治療

金剛出版

はじめに

　2013年に初めて，「万引きがとまらない」と訴える患者さんを診察しました。翌年から同様に訴える患者さんが増えました。当時，参考にできる情報がほとんどありませんでしたので，患者さんの話をじっくり丁寧に聞くことを心がけました。診察してはDSM-5の診断基準を読むということを繰り返しました。万引きがとまらないのはなぜか，なぜ繰り返してしまうのか，どのような病的なメカニズムがあるのかなどについて解明しなければなりませんでした。その一方で切実な現実問題がありました。診察を受けたが万引きを繰り返してしまったということになれば，患者さんにとっては受診した意味がありません。万引きを繰り返さないために効果的でしかも確実な方法を見いだす必要がありました。これまでの依存症治療の経験を総動員して考えました。本書で展開している〈絶対に万引きしないための行動指針作り〉には，代表的な行動嗜癖の一つであるギャンブル依存症の治療経験が役に立ちました。2018年4月から始めたクレプトマニア勉強会を毎月繰り返しながら，クレプトマニアの臨床像と治療法について少しずつ形ある情報にしていきました。本書はそうやって出来上がりました。

本書の読み方・使い方

　本書は8つの章で構成されています。
　第1章の内容は，クレプトマニアという疾患に出会ってから今に至るまで一貫して私が感じてきた不思議さについてと，万引きがやめられなくて苦しんでいる患者さんたちの生の声です。彼らの不安と疑問にこたえるのが次の章からの課題でした。

　第2章では，クレプトマニアという疾患概念の歴史をたどりました。いつその概念が生まれ，その後どのような変遷があるのかをみていくことで，クレプトマニアの本質が浮かび上がってきたと思います。第3章は現在私たち精神科医が臨床で使っている診断基準を読み解くことを目的にしました。診断基準の一字一句にまでこだわりました。そのため，専門的であったり，細かすぎて，患者さんや家族には理解しにくい内容になっているかもしれません。しかし，この章はしっかり書いておきたかった。第2章と第3章を書くときに常に脳裏にあったのはクレプトマニアを精神疾患と認めようとしない，あるいは表面的にしかとらえようとしない人たちのことでした。「お金が惜しくて盗っているし，盗った物を食べたり使ったりしているのだから病気ではない」という一方的な見方をする人たちのことでした。診断基準を丁寧に読み解くことで，誤解や曲解に対する明確な見解（クレプトマニアはこう診断するのだという結論）を示しておきたかった。この2つの章でクレプトマニアの本質部分をしっかり説明したつもりです。

　第4章は，クレプトマニアの臨床像です。診断基準の中にある，たとえば「盗もうとする衝動」とは具体的にどのようなものなのかなどについて詳しく説明し，クレプトマニアの万引きがどのように起き，どんな行動なのかについて可能な限り解明しました。第5章では，クレプトマニアを合併症によって分類し，それぞれの事例を提示し解説しました。これによってさまざまな表現型をもつクレプトマニアの全体像がつかみやすくなるのではないかと思います。この2つの章を読むことで読者のみなさんは，クレプトマニアがどんな疾患であるか具体的に描けるのではないかと思います。

　第6章と第7章は，万引きをやめるために必要な考え方と具体的な方法についてです。クレプトマニアの治療は特別な医療機関でなければできないものであってはならない，専門医とスタッフさえいれば（もちろんクレプトマニアについての深い理解と，行動修正のための技術や経験が必要なことは言うまでもありません）どのような医療機関でもできるものであるべきだというのが私の持論です。私のいる場所でできるのであれば，どこででもできると考えています。患者さんにはこの2つの章をじっくり読んで，万引きをや

める行動を実行してほしいと願っています。

　第8章は，誌上クレプトマニア勉強会です。勉強会はクレプトマニアの治療要素として不可欠のものだと私は考えています。この疾患についての理解を深めるには専門的な情報提供がどうしても必要です。クレプトマニアについてあまりに情報量が少ないため，勉強会のスライドはすべて自前で作ったものです。本書の図もすべて自作です。この章で私が毎月行っている勉強会の手作りの雰囲気を感じてもらえればと思います。

　最後に付録として万引きをやめるためのワークブックを載せました。自分の行動を振り返ったり，自分自身を調べるために最低限必要な内容です。

　本書では，「窃盗」ではなく「万引き」という言葉に統一しています。万引きは窃盗の一形態に過ぎず，すべての窃盗を言い表してはいませんが，クレプトマニアの患者さんの大半が万引きを繰り返しています。本書では「万引き」が窃盗全般を表していると読んでいただければと思います。

　本書が万引きがやめられなくて苦しんでいるすべての人に少しでも役立つことを願います。

　2020年2月

　　　　　　　　　　　　　　　　　　　　　　　　　　吉田精次

目　　次

第 1 章

不思議な万引き

1. 不思議な訴え──診察室で出会う人たち

　2013年に初めて「万引きが止まらなくて困っている」という患者さんが私の診察室を訪れました。翌年から同じ訴えで受診する患者さんが増え，2019年12月の時点で相談件数は160件を越えました。患者さんたちには次にあげるような共通点がありました。

　　①万引きが犯罪だとわかっている。
　　②万引きしてはいけないし，万引きしたくないと思っている。
　　③万引きすることでどんな結果が待っているかもわかっている。
　　④そのために処罰（多くは服役刑）も受けた。
　　⑤でも，いつの間にか万引きをしてしまっている。
　　⑥なぜ自分が万引きを繰り返すのかわからない。万引きを繰り返す理由
　　　を説明できない。

　万引きは，自分の欲しい商品をお金を支払わずに手に入れる行為です。万引きをする理由として考えられるのは，（1）買うお金はないがそれを手に入れたい，（2）お金を支払うのがもったいないので盗る，（3）盗ったものを売ってお金を手に入れる，ということになるかと思います。どの理由にしても，目的は欲しい物をお金を支払わずに手に入れることであり，その目的を達成する手段が万引きだと考えられます。（4）法律を破るのがおもしろいから，という理由もあるでしょうが，これはいわゆる若者の非行行動に特徴的にみられるものです。相談に来た患者さんたちの万引きはこれらの理由では説明ができませんでした。

ふつうの万引きとは違う──行動嗜癖の一種ではないか

　相談に来たどの患者さんたちも「その物を手に入れる」ことが主な目的なのではなく（"主な"としたのは，その理由がゼロではない，少しはその理由

もあるという意味です），「万引きという行為そのものが止められない」と訴えます。これは一種の依存行動ではないかと考えました。

　私は長年，依存症を専門に仕事をしてきました。依存行動には反復性[注1]，強迫性[注2]，衝動性[注3]，貪欲性[注4]，自我親和性[注5]，有害性[注6]という6つの因子があります。自我親和性を除くすべての因子が相談に来た患者さんの万引き行動に当てはまりました。自我親和性についてですが，依存症が進行した最終段階ではその行動から得られていた報酬効果[注7]はほとんどなくなり，やりたくもないのに止められないという状態に陥り，「好きでやっている行動」とは言えなくなります。その意味では，依存症が最も重症になると自我親和性が無くなると言ってもよいと思います。

　私は依存行動にはもう一つ重要な要素があると考えています。それは『自動性』です。いくつかの条件がそろうと依存行動が自動的に（理性のブレーキがかかることなく，という意味です）起きてしまうことです。この要素もこの万引き行動に当てはまっていましたので，一種の依存行動ではないかと考えました。

[注1] 繰り返されるとこと。
[注2] 無意味で不合理と思える考えや行為が，意志に反して支配的になること。やらずにはいられない傾向です。
[注3] 思いついたら，後先考えずに行動してしまうことです。衝動性そのものはすべての人に見られる行動特性なので，どこまでが正常でどこからが病的かという線引きは厳密にはできません。
[注4] とことんやってしまう，という意味です。
[注5] 自我親和的とはその行動が自我（自分の心）に対してやさしいこと，その行動を「結局好きでやっている」ことを指します。自我異和的とは「自分ではやりたくないと思っている」という意味で，自分の望んでいることとは違うという自覚があるということです。
[注6] その行為がもたらす有害な結果です。自分の健康を害することから，他者に被害を与えることまで幅広く含まれます。
[注7] 人は何かの行動をして気持ちいい，心地いい，すっきりしたなどを感じた体験をしたとき，この体験を快体験と言います。気持ちいいと感じたことが報酬効果です。そして，「この行動をすれば気持ちよくなる」と学習していきます。嗜癖や依存症への傾向が強まっていく要因の一つです。クレプトマニアの報酬効果については，pp.122〜127をお読み下さい。

「なぜ盗ったのか？」と聞かれても答えられない

　患者さんたちが口をそろえて言うことがあります。警察署での取り調べで「なぜ万引きしたのか？」と問われ，はっきりと答えられなかったということです。万引きした商品を買うお金がなかったわけではありません。お金が減るのが惜しいとか，所持金を減らしたくないという気持ちがなかったのか？と聞かれれば，その気持ちがまったくないわけではないので「なかった」とは言いきれませんが，それが主な理由ではないのです。盗ったものを転売する気もありません。自分でもなぜ盗ったのか説明できないのですが，そう答えてもとうてい理解されません。それどころか，失笑もしくは，叱責されるかで，取り調べの警察官を怒らせてしまうこともあります。最終的には「その商品が欲しかったから」「お金を使うのが惜しかったから」盗ったという調書にサインすることになりました，と取り調べを受けた経験のある患者さんたちは語ります。ほぼ全員がそうでした。「なぜ盗ったのか」について納得のいく説明ができない，自分でもよくわからないというのが正直なところなのですが，出来上がった調書では「お金が惜しくて，それがどうしても欲しくて盗った」という内容だけになっていました。これでは起きた万引きの全貌を解明することにはならないと思いました。それを明らかにしなければ，万引きは止まることはないだろうとも思いました。

　診察では「なぜ盗ったのか？」よりも「どのように盗ったのか？」「店に入る前は何を考えていたのか？」「店に入ってからどのような行動をとったのか？」「その時にどんなことを考えていたのか？」「そのとき心に浮かんでいたことはどんなことか？」などの質問を重視します。そのやり取りの中からその人の万引き行動を解明していきます。そうすることでやっと全貌が見え始めてきます。診察の中でこれらの万引きの共通点が見えてきました。

2. 不思議な万引きの共通点

共通点1 　衝動に支配された行動様式

　どの患者さんもうまく自分の行動を説明できないのですが，あるタイミングで「盗ろう」「盗って帰りたい」という衝動[注8]が働き始めることがわかりました。自宅にいるときからその衝動が始まる人もいれば，店に入る直前には「今日は絶対に万引きしないようにしよう，買って帰ろう」と強く心に決めているにもかかわらず，店の中にいる間にその衝動が働き始め，盗ってしまったという人もいます。どちらの場合にしてもこの衝動が作動した後は，今自分が置かれている現実（万引きで服役したことがあるとか，執行猶予中であるという事情をかかえていることや，万引きしてはいけない理由など）が頭から消えてしまうのです。ある人は「頭の中で万引きのスイッチが入る感じ」と言い，またある人は「もう一人の強気の自分が出てきて万引きさせてしまう」と言います。「自分が自分でなくなる」と表現する人もいます。万引きの衝動が働き始めたときのことにその人なりに言い表したものです。

　衝動が作動した後は，その人にはほとんど商品しか見えていないようです。途中で万引き行動を中断することはまずできません。「万引きすると大変なことになるから，今すぐ止めて，店を出なさい」と自分に命令し，行動を修正することができません。もっと不思議なことには，「早く店を出なきゃ」「早く，早く」と急くように商品をバッグやポケットに入れて店を出て行くという行動が見られます。

　衝動の作用が終わるのは，店を出てからです。店の人に声をかけられたときか，万引きが見つからずに家に帰ったときです。その時の感覚をほとんど

[注8] 衝動：impulse. 動作や行為を行おうとする，抑えがたい内部的な欲求で，人の心に働きかけて行動に駆り立てる刺激のことを言います。目的が遂げられると消滅します。衝動の起源は意識的・無意識的な心に由来することもあれば，外界の刺激によることもあります。衝動が意志や理性によりコントロールされることなくそのまま行動に出てしまうことを「衝動行為」と言います。

の人が「はっと，我に返った感じ」と表現します。その時になって現実が見え，「ああ，また，やってしまった」と思うのです。このように衝動に支配された行動様式が繰り返されます。

共通点2　罰を受けても止まらない

　相談に来る患者さんたちには全員万引きで捕まった経験がありました。裁判中の人が大半です。服役歴のある人もいます。厳しい処罰を受けた直後に万引きを再開した人もいれば，処罰後数年間は万引きしていなかったが，なにかのきっかけで再開したら止まらなくなったという人もいて，万引きが再開する時期はさまざまです。処罰を受けても万引きが止まらないのは，処罰が甘いからだという意見があります。しかし，その考えが間違っていることについて，実はすでに歴史が証明しています。

　1699年イギリス議会は窃盗を厳罰化する法律を可決しました。この法律によって5シリング[注9]以上の物品を万引きした者は絞首刑に処されることになりました。この厳しい"万引き法"をもってしても万引きは減りませんでした。18世紀に処刑された囚人の3分の2は窃盗犯でした。1810年，万引き犯を絞首刑にしてもこの犯罪は減らないという実例と統計が発表されました。1832年に貴族院は万引きを死刑対象の犯罪から除外し，万引き犯の流刑も廃止されました[注10]。

　厳しい罰を受ければ止まるというような行動様式ではないと考えるしかありません。ならば，いかなる行動様式なのかを解明することが重要な課題です。

[注9] 17世紀後半にヨーロッパに飲茶の習慣が広がりました。その当時の上等の緑茶約100gが8シリングしました。当時の労働者8日分の日当だったと言われています。出典；モーリス・ハリスン著，小林裕子訳『台所の文化史』りぶらりあ選書／法政大学出版局，1993。
[注10] 万引きと歴史，盗みと処罰については2012年10月発行の『万引きの歴史』レイチェル・シュタイア著，黒川由美訳，太田出版に詳しく書かれています。

共通点3　「規範意識の低さ」が原因とは考えられない

　万引きを繰り返すのは社会のルールを守る意識が低い（あるいは欠如している）からだという見方があります。ルールを守らないずるい人間が万引きをするのである，万引きを繰り返すのはその人が悪質だからであるという見方です。しかし，相談に来た患者さんたちは万引き以外はみな生真面目にルールを守る人たちでした。この見方では不思議な万引きを説明することができません。規範意識の低さによって万引きが起きているなら，その人の生活全般にわたってその影響が現れるはずです。買い物に限定されず，他の社会ルールにも違反すると考えるのが妥当です。しかし，そういう現象は起きていません。

　だとしたら，他に原因があると考えねばなりません。

共通点4　思考の歪みが見られる

　相談に来た患者さんたちが万引きしているときに頭に浮かぶ共通した考えがあります。「ちょっとくらい盗ってもいいだろう」「盗っても捕まらないだろう」「見つからなければいいだろう」などの考えです。これだけを見れば，規範意識の低さの表れだと言えなくはありませんが，万引き行動に限定されて出てくるという点が不思議でした。

　万引きを繰り返すことによってその人の思考パターンが歪んでいくのでしょうか。万引きを繰り返すうちに万引きが犯罪であるという認識が薄れていく現象（捕まる危険を次第に考えなくなり，見つからないだろうという根拠のない自信のようなものが出現します）も見られます。これらをどう解釈すればよいのでしょうか？

3. 本書で伝えたいこと──これは病気です

　診察室で相談を受けた万引き行動は病的な行動でした。通常の万引きとは異なり，不合理な万引きが繰り返されています。どのような病気なのか，どのようなメカニズムによって万引きを繰り返しているのかを解明しなければならないと考えました。本書でこの病的なメカニズムを解明し，繰り返してきた万引きを止めるにはどうすればよいのかについて実効性のある提案をしたいと思います。

　これまで万引きで悩んでいる患者さんたちからさまざまな疑問や思いを聞いてきました。それらは極めて切実です。以下に紹介したのはその一部です。

- この万引きは一生治らないのか？
- 心の持ち方で治すことができるのか？
- あとで後悔するのになぜ繰り返してしまうのか？
- 盗んだ品物が自分に必要かどうかさえわからない。なのに盗ってしまっている。なぜ？
- やってはいけないことだとは十分わかっている。なのになぜ自分は繰り返してしまうのか？
- 道で財布を拾って交番に届けたことが何度かある。それを着服しようなんていう気にはまったくならないのに，なぜ万引きだけはしてしまうのだろう？
- 欲しくてたまらないものでもないのに，大量の商品を万引きしてしまうのはなぜだろう？
- 万引きしないように財布だけ持って，財布には何万円も十分な金額を入れて店に入るのに，いつの間にか万引きしていた。お金が惜しいと思ってもいないのに。
- 気がついたら万引きしていた。そう言っても誰も信じてくれない。
- 頭の中でスイッチが入って，そこからはよく覚えていないが，万引き

していた。そのスイッチがほんとうにあるのか，あるとしてもいつスイッチが入るのか，まったくわからない。

- お金を使うのがもったいないという気持ちがないかと問われるとそれはある。だから自分はケチなだけなのか？　それで万引きを繰り返してしまうのだろうか？
- 万引きしている間の記憶がほとんどない。これは何かの病気だろうか？
- 朝起きたときは絶対万引きしないと固く心に誓っていても，一人で店に入ってしばらくするといつの間にか万引きしてしまっている。いったい何が起きているのだろう？
- 服役して苦しい経験をしても，また万引きしてしまった。こんな自分は意志が弱くて生きる価値のない人間だと思う。最低の人間だ。
- 万引きすることで一体自分は何を得ようとしているのだろうか？
- いつか普通に一人で買い物に行ける日がくるのだろうか？
- 止めないといけないし，心から止めたいと思っているが，なにをどうしたらいいのかわからない。

本書でこれらの訴えに答えようと思います。

第2章

クレプトマニアとはどういう病気か

——概念の歴史をたどる

第1章で「不思議な万引き」と書きました。不思議とは「病的」ということです。この万引きの特徴は，①何故盗るのか自分で説明できない，②その行動は衝動に支配されている（意図的・計画的行動ではない），③罰を受けてもその行動は止まらない，④規範意識や道徳観の問題ではない，ということです。これらの特徴をもつ精神疾患は古くからあり，クレプトマニアと命名されています。この章ではクレプトマニア概念の歴史を概観してみます。

1. クレプトマニアはいつからある病気か？

盗みという行為は有史以来あると言われています[注1]が，万引きがはじめて社会問題化したのは16世紀のロンドンにおいてです。都市化と大量消費社会の到来によって，ロンドンがヨーロッパ最大の商都となった時代です。当時のロンドンでは，代金が5シリングを超える商品を万引きした者は絞首刑になりました。万引きを表す"ショップリフト（shoplift）"という言葉は17世紀に初めて登場します。産業革命後のパリには新しいタイプの万引き犯が現れました。パリの新しい百貨店に並ぶ最新の流行の商品を盗む常習万引き犯が多く現れたのです。

窃盗が病気として言及され始めたのは19世紀以降です。1816年，スイス人のアンドレ・マティ（Andre Mattey）は，ギリシャ語の"kleptein（盗む）"と"mania（狂気）"を組み合わせて，窃盗症を意味する"klopemana"という新語を作りました。マティはこの盗みを「窃盗傾向」と「必要性のない窃盗」と呼び，いくつかの症例を提示しています。マティはクロプマニアの窃盗衝動は「持続的だが，錯乱をともなうことはほとんどない」とし，「理性は保た

[注1] プラトン（紀元前427年～紀元前347年）は著書『国家』で「窃盗は社会と個人の両方に責任がある」と説き，アリストテレス（紀元前384年～紀元前322年）は「窃盗は社会病理を反映している」と結論づけました。聖アウグスティヌス（西暦354年～西暦430年）は「盗みは神の法で罰せられるべきだが，性愛のごとく魅惑的である」と言い，自分の盗みの体験を告白しています。

れており，この隠された衝動を抑えようとするが，"窃盗衝動"が意志を凌駕する」と考えました。

1838年，ドミニク・エスキロール（Jean-Étienne Dominique Esquirol）とマルク（C.C. Marc）が窃盗症の研究にのりだしました。マルクは病名を現在使われている"kleptomania"に変え，窃盗に走るときに患者はその行動をどれくらい自覚しているかという問題に焦点を当て，「本能的で抑えがたい窃盗性向」という表現を初めて用いました。

第1次世界大戦後になると，クレプトマニアの原因を性的に解釈する説よりも，万引きも含めたすべての窃盗を心的外傷[注2]による行動として説明しようと試みられるようになりました。

1952年に米国精神医学会が発表した『精神疾患の診断と統計の手引き』（DSM）第1版では，性的抑圧には言及されておらず，クレプトマニアは追補疾患のリストに入れられました。1970年代にはクレプトマニアの性的抑圧説は廃れていきます。

1968年発表のDSM第2版ではクレプトマニアの名前はいったん消えましたが，1980年発表のDSM第3版で「他に分類不能の衝動制御障害」の中に復帰し，2000年発表のDSM第4版改訂版もこれが踏襲されています。このときに記述された診断基準が現在まで引き継がれています。

2013年発表のDSM第5版（DSM-5）では「秩序破壊的・衝動制御・素行症群」の中に分類されています。このカテゴリーの中には窃盗症のほかに，抜毛症，放火癖といった疾患が含まれていますが，いずれも，自己もしくは他者に有害な結果をもたらすことを知りながら，内的衝動をコントロールできないという点で嗜癖的[注3]特徴をもっています。患者の多くは，これらの行動の直前に強い緊張感と過覚醒的感覚を感じ，行為遂行とともに緊張緩和や安堵感を体験すると説明されています。これらの衝動制御障害による疾患と物質依存症には大きな類似点があることを示しています。

[注2] その人にとって心理的に大きな打撃を与え，その影響が長く残るような体験。
[注3] 嗜癖＝アディクション（addiction）。有害な結果をもたらすにもかかわらず，特定の物質や行動を特に好む性向を言います。

アンドレ・マティから，現在のDSM，ICDに至るまでのクレプトマニアの概念について一覧表にまとめました[注4]。

2. ま と め

この一覧表を見てみると，クレプトマニアの疾病概念が生まれた19世紀初頭から一貫して，クレプトマニアは，ふつうの万引きとは異なり，"利得を意図しない"，"強迫性と衝動性に支配された"盗みを繰り返す，いわゆる，「盗みのための盗み」を繰り返す疾患であり，クレプトマニアの病的行動の本質は"患者本人にもわからない，突然の窃盗衝動によってなされる盗みが繰り返されること"にあると説明されていることがわかります。その中でも，クレペリンが記述した内容は私が臨床場面で観察し，本書で説明しようとしたクレプトマニアの特徴と重なっていると感じます。

ところがDSMが登場するとそれまでクレプトマニア概念の本質的な部分として説明されていた内容が見えにくいものになっているように感じます。逆に，DSM-5にある診断基準ABCがすべてを説明しているかのような印象を与えてしまっているのではないかという危惧を抱きます。これらの点も考慮に入れながら，次章で，現在私たちが使っている診断基準を読み解いていきます。

[注4]「嗜癖の視点からみた窃盗症」村山昌暢（精神医学60巻2号，20018）を参考にしました。

名　前	年代	クレプトマニア概念
アンドレ・マティ	1826	ギリシャ語の "kleptein（盗む）" と "mania（狂気）" を組み合わせて，窃盗症を意味する"klopmania" という新語を作る。この盗みを「窃盗傾向」と「必要性のない窃盗」と呼び，いくつかの症例を提示した。クロプマニアの窃盗衝動は「持続的だが，錯乱をともなうことはほとんどない」とし，「理性は保たれており，この隠された衝動を抑えようとするが，"窃盗衝動" が意志を凌駕する」と考えた。
ドミニク・エスキロール C.C.マルク	1838	病名を "kleptomania" に変え，窃盗に走るときに患者はその行動をどれくらい自覚しているかという問題に焦点を当てた。マルクは「本能的で抑えがたい窃盗性向」という表現を初めて用いた。
ドミニク・エスキロール	1838	クレプトマニアの患者と，クレプトマニアのふりをする犯罪者を区別しようと試み，クレプトマニアは理性があっても不合理な行動をしてしまうのだと考えた。エスキロールは「モノマニー（monomania：偏執狂）」という概念を提唱した。この概念には，アルコール依存のほかに，放火癖，賭博癖，窃盗癖，衝動殺人などが含まれ，"判断力や知的能力が保たれ，思考障害（思考の過程や内容，体験様式に異常をきたすこと）や人格の荒廃がないにもかかわらず，質的もしくは量的に逸脱した特定の行動に対する内的衝動をコントロールできない病態" であると説明した。
カール・アブラハム	1900頃	クレプトマニアの患者は親への復讐として万引きすると考えた。「いわゆるクレプトマニアの多くは，子どもの頃に得られるべき愛情が得られず，傷ついたり無視されたりしてきたことや，みずからのリビドー[注5] の満足が何らかの形で妨害されたことと関係している。過去に得られなかった喜びの代償となる喜びを手に入れると同時に，そうした不当な行為の原因を作った人々へ復讐しようとするのである」と説明した。
石田昇	1906	『新撰精神病学』（1906）の "生来性病的状態（変質病）" の中で，衝動性精神病について「本病においては抵抗力薄弱に何等躊躇の色なく最凶の行為を遂行し，且つ其結果を後悔する念も亦微弱なり。即ち本病は発作性若しくは持続的に誘発する所の病的傾向及び衝動を以て主徴候とする変質病にして行為に対する明白なる理由なく患者は単に抵抗すべからざる衝動の犠牲に供せらるるに過ぎず」と説明している。一定の方向に発育する所の衝動の例として，放浪衝動，放火，病的購買症，乱集熱，殺傷衝動，窃盗を挙げた。窃盗については「無意味なる窃盗行為多し，……摂取する

名　前	年代	クレプトマニア概念
石田昇	1906	物品は往々衝動者にとりて価値なきもの多し，尤も一定の物品に対する欲望に駆られて為すもあり，例へば万引の如し，或は色情と関係を有するあり」としており，その診断は，盗みを了解できる動機のなさ，無意味さを強調し，当人の意思に反して繰り返し行われる盗みであるとした。
エミール・クレペリン	1915	『精神医学』（1915）の中の"衝動狂"の項の臨床類型の一つとして，放火癖，殺害衝動，衝動的毒物混入者，匿名の手紙を書く人，購買癖・衝動的借金と並んでとりあげ，窃盗を繰り返す障害を"窃盗衝動（クレプトマニー）"で説明しようとした。「……あらかじめよく考えた明瞭な動機からではなく，……単にそのほうに駆り立てられると感じるために起こる」，「患者を襲ってきて，……事情によってはよりよい信念に反してまで行動しなくてはならない……。患者の行為は，直接的，考えなし，無目的，いや不合理といった刻印を帯びる……目的意識を持った計画によらず，突然生じて直ちに実行に駆り立てられる，……非常にあいまいな衝動によって呼びおこされたものである」とし，具体例として「百貨店の万引き女たち」を紹介している。大きな百貨店に並んだ陳列品を前にして「渇望から発するある状態が引き起こされ……自分の欲求や現金化の可能性や，自らの行いの結果をよく考えもせずに，盗んでしまう」ことを繰り返す人たちであると説明している。クレペリンはクレプトマニアの衝動について言及し，このような盗みが極めて技巧的，狡猾に行われる例もあげながら，そういった技巧性や狡猾性が衝動性を否定しないと説明している。この衝動性が最も明白なのは，「その盗みが明らかに全然無意味で目的がないと思える場合」であるとし，「盗んだ物が犯人になんらかの形で必要だったり価値があったりする可能性がある場合や，実際に活用される場合」でも，「盗んだ物の価値が，発覚の危険の大きさや犯人の経済状態に，いかなる関係もない場合や，その行動が家族歴や生い立ちと全く異質な場合」は窃盗衝動を否定できないとしている。
呉秀三	1915	『精神病学収集要』（1915）の中で"衝動性動作"について「分明に意識されない観念が動因となって行為の遂げられることがある。……其が概念が未だ十分分明に意識に上らない前にそれが行為に発し又は遂に全く明に意識中に入らないで仕舞ふ為め……。其行為は実行者を疑惑させ驚異させ荒擾させ，傍の人にも何故其人が此の如きことをしたか其心理上の理由が更に分からない位である。

名　前	年代	クレプトマニア概念
呉秀三	1915	……衝動性動作と云ふ」と説明している。この衝動性動作の持続的なものとして、「種々の病的欲」を記載し、蒐集症、乱買症、放火欲、殺人欲、窃盗症を挙げている。窃盗症については「何も自分は困窮して欲しくても買へないから盗むのでなく。随分無用な詰らん物をも盗む。是は殊に夫人に多く……」「所謂万引と云ふのは……大商店の売出のときなど、綺麗なものに一時心が眩まされると、此欲心が勃興……臓躁性朦朧状態では猶ほ劇しく此窃盗欲が萌ざすことがある」と説明した。
オイゲン・ブロイラー	1943	『内因性精神障害と心因性精神障害』（初版1943年）の"病的欲動および衝動"の項で、衝動性精神病として、徘徊癖・放浪癖、渇酒症、放火癖、衝動的毒物混入者、乱買癖、病的蒐集家とならんで、盗癖をあげている。ブロイラーはこれらを"反応性欲動"あるいは"（特別な種類の）嗜癖"と呼び、その本態を「その様式においてもまたその抵抗できない点においても、病的と名付けざるを得ない欲動、衝動および欲情」であるとしている。この欲動に従うという誘惑は中毒性物質に対する嗜癖と同じであるとして、衝動性と同時に嗜癖性性質を持つ行動であるとしている。この衝動や行動について「それらは非常に強力で……患者は……これによって自身が傷つけられ、自分の良心の負担が増え、また刑法上の罰さえ覚悟しなければならないとしてもこれに従ってしまうことがある」「患者に有用であるかないかとは無関係に、他人の所有物を自分のものにしたいという能動的欲動」「盗みのための盗み」などの記述を残した。
カール・ヤスパース		『精神病理学原論』"病的精神生活の現象学"の中の"異常な精神生活の諸要素"で衝動行為の具体例として、性倒錯、味覚の倒錯、痛覚への欲求、ある感動への愛好、過度な表情運動や身ぶり態度をすることへの欲求、放浪癖、放火癖、飲酒癖と並んで、盗癖をあげた。衝動行為とは異常な欲動行為のことであるとした。異常とは「われわれの感情移入的了解から見て、その欲動の放出がおさえられなかったことがわからないこと」とし、欲動行為とは「欲動が互いに争うこともなく、どちらかにする決定もなく、いきなり放出される」「欲動が抑制されることなしに運動に移る」ことであるとした。

名　前	年代	クレプトマニア概念
クルト・シュナイダー	1954	『臨床精神病理学』において感情と欲動を「快を求め，不快を避ける」生命の一般的傾向に密接に関わっているものとし，欲動を身体的欲動と心的欲動に分けた。後者を「すべて，自我を豊かにし高めようとするもの」と定義した。この異常として「一方には，異常に大きな顕示欲が，また他方には自信に乏しい良心的人間の特徴であるような謙虚，純潔，礼儀正しさ，義務の履行などに対する小心翼々たる努力」を挙げ，それらは「欲動人」に現れるとした。欲動人の具体例の中に飲酒家，放蕩者，放火犯とともに窃盗癖者が挙げられている。
DSM-Ⅲ	1980	他のどこにも分類されない衝動制御の障害の診断基準 313.32　窃盗癖 Kleptomania 鑑別診断　普通の窃盗，詐病，反社会性人格障害，躁病エピソード，精神分裂病，器質性精神障害 診断基準 A．すぐさま用いるわけではないのに，あるいはそれ自体の金銭価値のためでなしに，物を盗もうとする衝動にかられ，それに対して抵抗できないことが繰り返される。 B．その行為におよぶ前の緊張感の高まり。 C．窃盗を犯すときに歓びあるいは解放感を体験する。 D．時間をかけた計画をもたず，また共犯者や共謀者なしに窃盗が行われる。 E．「行為障害」または「反社会的人格障害」に起因しない
DSM-Ⅳ	2000	DMS-Ⅲを踏襲
DSM-5	2013	「秩序破壊的・衝動制御・素行症群」の中に分類 312.32　窃盗症 kleptomania 診断基準 A．個人的に用いるのでもなく，またはその金銭的価値のためでもなく，物を盗もうとする衝動に抵抗できなくなることが繰り返される。 B．窃盗に及ぶ直前の緊張の高まり。 C．窃盗に及ぶときの快感，満足，または解放感。 D．盗みは怒りまたは報復を表現するためのものでもなく，妄想または幻覚に反応したものでもない。 E．盗みは，素行障害，躁病エピソード，または反社会的人格障害ではうまく説明できない。

名　前	年代	クレプトマニア概念
ICD-10 [注6]	1990	**F63.2　病的窃盗（窃盗癖）Pathological stealing（kleptomania）** 　　この障害は物を盗むという衝動に抵抗するのに何度も失敗することで特徴づけられるが，それらの物は個人的な用途や金儲けのために必要とされない，逆に捨ててしまったり，人に与えたり，秘匿したりすることがある。 **診断ガイドライン** 　　患者は通常，行為の前には緊張が高まり，その間や直後には満足感が得られると述べる。通常，何らかの身を隠す試みがなされるが，そのためにあらゆる機会をとらえようとするわけではない。窃盗はただ1人でなされ，共犯者と一緒に実行されることはない。患者は店（あるいは他の建物）から窃盗を働くというエピソード間には不安，落胆，そして罪悪感を覚えるが，それでも繰り返される。この記述のみを満たし，しかも以下にあげるいずれかの障害から続発しない例はまれである。 **【鑑別診断】**病的窃盗は以下のものから区別されなくてはならない：ⓐ明白な精神科的障害なしに繰り返される万引き（窃盗行為はより注意深く計画され，個人的な利得という明らかな動機がある場合）。ⓑ器質性精神障害。記憶力の減退および他の知的能力の低下の結果として，商品への支払いを繰り返して怠ること。ⓒ窃盗を伴ううつ病性障害。うつ病患者のあるものは窃盗を行い，うつ病性障害が続く限りそれを反復することがある。

［注5］本来はラテン語で欲望の意。精神分析用語で，性的衝動を発動させる力。または，すべての本能のエネルギーの本体。

［注6］30年ぶりにICD-10が改訂され，ICD-11が発表されました。現時点では2018年に発表されたICD-11草案しか見ることができませんが，この草案のクレプトマニアの部分について紹介します。まだ翻訳が出ていないので私の訳によるものです。

6C71　kleptomania（クレプトマニア）

クレプトマニアは，理解できる動機（たとえば，個人的使用や金銭的利益によって必要のない物）のない物を盗む強い衝動を制御することを繰り返し失敗することに特徴づけられる。盗みの前に，緊張の高まりや情緒的覚醒があり，盗みの最中と直後に喜び，興奮，安堵感あるいは満足感がある。この行動は知的障害，他の精神障害，行動被害，物質中毒ではうまく説明できない。行動被害・反社会的障害や躁病エピソードの文脈で盗みが起きた場合，クレプトマニアと別々に診断されるべきでない。

第3章

クレプトマニアの
診断基準を読み解く

　現在，私たち精神科医が使用している診断ガイドラインにはWHOの国際疾病分類であるICD-10と，米国精神医学会作成の精神疾患の診断・統計マニュアル第5版（DSM-5）があります。ICD-10では"病的窃盗（窃盗癖）Pathological stealing（Kleptomania)"という病名で，「習慣と衝動の障害」の診断区分に，DSM-5では"窃盗症（Kleptomania)"という病名で，「破壊的，衝動制御，行動障害」の章に分類されています。それぞれのクレプトマニアについて記述された内容を紹介します。

1. ICD-10の定義

　ICD-10のクレプトマニアについての記述は以下のもので全文です。

ICD-10
F63　習慣および衝動の障害　Habit and impulse disorders

　このカテゴリーは，他の項目には分類不能ないくつかの行動の障害を含んでいる。それらは明らかな合理的動機のない，そしてたいていの場合，患者自身および他の人びととの利益を損なう反復的行為によって特徴づけられる。患者は，その行動が統制できない行為への衝動と関連すると述べる。これらの状態の原因はわかっておらず，一つの群にまとめられるのは記述上の広汎な類似性によるのであって，何らかの他の重要な特徴を共有することが知られているからではない。

F63.2　病的窃盗（窃盗癖）　Pathological stealing（kleptomania)

　この障害は物を盗むという衝動に抵抗するのに何度も失敗することで特徴づけられるが，それらの物は個人的な用途や金儲けのために必要とされない，逆に捨ててしまったり，人に与えたり，秘匿したりすることがある。

診断ガイドライン

　患者は通常，行為の前には緊張が高まり，その間や直後には満足感が得られると述べる。通常，何らかの身を隠す試みがなされるが，そのためにあらゆる機会をとらえようとするわけではない。窃盗はただ一人でなされ，共犯者と一緒に実行されることはない。患者は店（あるいは他の建物）から窃盗を働くというエピソード間には不安，落胆，そして罪悪感を覚えるが，それでも繰り返される。この記述のみを満たし，しかも以下にあげるいずれかの障害から続発しない例はまれである。

鑑別診断

　病的窃盗は以下のものから区別されなくてはならない：

　　ⓐ明白な精神科的障害なしに繰り返される万引き（窃盗行為はより注意深く計画され，個人的な利得という明らかな動機がある場合）
　　ⓑ器質性精神障害。記憶力の減退および他の知的能力の低下の結果として，商品への支払いを繰り返して怠ること。
　　ⓒ窃盗を伴ううつ病性障害。うつ病患者のあるものは窃盗を行い，うつ病性障害が続く限りそれを反復することがある。

2. DSM-5の定義

　次にDSM-5のクレプトマニアについての記述の中で診断に関するものを紹介します。

DSM-5

　放火症や窃盗症は比較的まれにしか用いられない診断であり，特定の行動（火をつけること，または物を盗むこと）に関連した衝動の制御が乏しいことが特徴であって，これらの行動は内的な緊張感を緩和すると考えられる。

秩序破壊的・衝動制御・素行症群は，脱抑制および（逆方向の）制縛性と名づけられるパーソナリティ次元，さらに，より少ない程度であるが，否定的情動とも関連する共通の外在化スペクトラムと関係づけられてきた。

窃盗症　Kleptomania

診断基準

A. 個人的に用いるのでもなく，またはその金銭的価値のためでもなく，物を盗もうとする衝動に抵抗できなくなることが繰り返される。

B. 窃盗に及ぶ直前の緊張の高まり。

C. 窃盗に及ぶときの快感，満足，または解放感。

D. 盗みは怒りまたは報復を表現するためのものでもなく，妄想または幻覚に反応したものでもない。

E. 盗みは，素行障害，躁病エピソード，または反社会的パーソナリティ障害ではうまく説明できない。

診断的特徴

　窃盗症の本質的な特徴は，個人用に用いるためでもなく，またはその金銭的価値のためでもなく，物を盗もうとする衝動に抵抗できなくなることが繰り返されることである（基準A）。窃盗の前には緊張の主観的な高揚感を経験し（基準B），窃盗をおかすときには快感，満足，または解放感を経験する（基準C）。盗みは怒りまたは報復を表現するためのものでもなく，妄想や幻覚への反応でもない（基準D）。盗みは，素行症，躁病エピソードまたは反社会的パーソナリティ障害ではうまく説明されない（基準E）。盗まれた物は本人にとってはほとんど価値のないものであり，それらの代金を払う余裕があったにもかかわらず盗まれ，盗んだ後では人に譲ったり，処分してしまう。時には盗んだ物を収集したり内密に返却したりしている。この障害をもつ人は，概してすぐに逮捕される可能性があるようなときは盗むことを避けるが（例：警察官からすべて見えているような場合），通常は事前に盗みの計画を立てることはなく，または逮捕される可能性は十分考慮している。盗みは他人の助

けや協力なしになされる。

診断を支持する関連特徴

　窃盗症のある人は典型的には盗みの衝動に抵抗しようと試み，自分の行為が間違っていて意味がないことにも気づいている。逮捕されることを絶えず恐怖し，しばしば抑うつ的になり，盗みについての罪の意識を持っている。セロトニン，ドパミン，およびオピオイド系を含む，行動の嗜癖に関連する神経伝達物質の経路が，窃盗症においても役割を演じているものと思われる。

鑑別診断

　通常の盗み：窃盗症は通常の盗みの行為や万引きとは区別されるべきである。通常の盗みは（計画的であれ衝動的であれ）意図的であり，盗ったものは役に立つものであるか金銭的価値があるという動機づけによる。一部の人，ことに青年は，挑発として反逆行為として，あるいは通過儀礼として盗みを行うことがある。窃盗症その他の特徴が揃っていない限り診断は下されない。万引きは比較的多いものである一方，窃盗症は比較的まれである。

　詐病：詐病では，起訴を回避するために，窃盗症の症状を偽っているかもしれない。

　反社会的パーソナリティ障害と素行症：反社会的パーソナリティ障害と素行症は反社会的行動の一般的な様式化から窃盗症とは区別される。

　躁病エピソード，精神病エピソード，認知症：窃盗症は躁病エピソードの中で，妄想や幻覚への反応として（例：統合失調症），または認知症の結果として起こることのある意図的なまたは軽率な盗みとは異なる。

　以上が，クレプトマニアについてICDとDSMで書かれている内容のすべてです。これによってクレプトマニアという病気をおおまかにとらえることはできますが，これで十分かと言えばそうではありません。実際に診察室で診断する際に，不明な点や疑問点がたくさん出てきます。その結果，クレプトマニアについてのさまざまな誤解や曲解が生じています。正しくクレプト

マニアを診断するためにはICDとDSMに書かれた診断基準を正しく読み解く必要があります。

　IDCがうつ病性障害を除外し，DSMでは除外されていない点を除けば，両者のクレプトマニアの定義はほぼ重なっています。そこで，ここからはDSM-5の診断基準について詳細に検討し，読み解いていきたいと思います。

3. DSM-5診断基準A

① 個人的に用いるのでもなく，またはその金銭的価値のためでもなく，物を盗もうとする衝動に抵抗できなくなることが繰り返される

a. 「個人的に用いるものでもなく，またはその金銭的価値のためでもなく」について

　この部分を次の5つの視点から読み解いていきます。

　　①盗った物を食べたり使ったりしたら，クレプトマニアではないのか
　　②必要かどうかの判断が重要
　　③原文と翻訳のちがい
　　④有病率から考える
　　⑤「DSM-5ガイドブック　診断基準を使いこなすための指針」

①盗った物を食べたり使ったりしたら，クレプトマニアではないのか

　診断基準Aのこの前半部分について誤解されることが多いように感じています。つまり，「盗った物を後で食べたり使用したりしていたり，お金を使いたくなくて盗ったという動機があるのであれば，それは個人的使用や金銭的価値のために盗ったということであるから，クレプトマニアではない」という解釈です。この解釈は次の2つの理由で間違っています。

第一に，前章でみてきたようにクレプトマニアという疾患概念が生まれてから一貫してこの疾患の本質的な特徴は衝動制御障害[注1]であり，「強迫性と衝動性に支配された[注2]盗みを繰り返す」「患者本人にもわからない突然の窃盗衝動によってなされる盗みを繰り返す」等と説明されてきており，クレプトマニアかどうかはその行動全体から診断すべきであり，盗ったものの扱いだけで判断するのは間違いです。

[注1] 衝動制御障害について書かれたカプラン臨床精神医学テキストの内容を抜粋します。
　「どの障害も自分か他者，もしくは両方にとって明らかに害となる特定の行為を行いたいという強い衝動，動因，誘惑にあらがうことができないのが特徴である。行為の前にその人は高まる緊張を興奮を体験する。時にはこうした感情に意識的な予期的快感が加わることもある。行為を完了すると，すぐに満足と緊張感からの解放が体験される。その後しばらくすると，その人は後悔，罪悪感，自己嫌悪，不安の混ざった感情を体験する。こうした感情は無意識の葛藤に由来することもあるし，また自分の行為が他者にもたらした被害（窃盗症のような症候群における重い法的罰則の可能性を含む）を認識した結果であることもある。反復的な衝動的行為に関する羞恥心のために自分の問題を隠す傾向は，その人の生活全体に影響し，治療をひどく遅らせることになる場合が多い」（p.681）
　「衝動impulseは行動を伴わずに存在しうる緊張状態であるが，強迫compulsionは常に行動的要素を伴う緊張状態である。患者が病的行為を行うことを，"強いられている"と感じ，その行動への衝動にあらがうことができない場合は，強迫として分類される。衝動は喜びを得られるという期待のもとに行動に移されるが，強迫行為は常に自我異質性である。つまり，患者は，その行為を強要されると感じるが，その行為はしたくないのである。衝動は喜びを伴うという法則があるが，例外なのは行動に続いて罪の意識が生じ，喜びの感覚をそこなう場合である。同様に，すべての強迫行為が自我異質性というわけではない。……衝動行為も強迫行為も，繰り返すという性質を持つ。しかし，衝動行為の繰り返しは心理社会的障害を生じる一方，強迫行為はそのようなリスクは必ずしも伴わない」（p.687）
　　——カプラン　臨床精神医学テキスト　日本語版第3版，原書第11版，2016.5.30出版

　これらから，衝動制御障害は次のように定義できます。
　ⓐ　明らかな合理的動機がない
　ⓑ　自分自身および他の人々の利益を損なう反復的行為である
　ⓒ　その行動の衝動がありこれを制御できない
　ⓓ　行為の遂行により緊張から解放され，苦痛の軽減や喜びとして知覚されるような緩和の感覚を経験する
　クレプトマニアはⓐ〜ⓓの特徴を持つ行動です。

[注2] 強迫性とは行わずにはいられないことで，不合理な行為や思考を自分の意に反して行ってしまう行動特性のことを言います。衝動性とは思いついたら行動してしまうことで，悪い結果になるかもしれない行動を，あまり深く考えずに行ってしまう行動特性です。強迫性と衝動性に支配されると，行動を自分の意志や理性で制御できません。そのため，なぜそのような行動を繰り返すのかを本人が十分な説明をすることは困難です。

　通常の万引きの場合，自分の意志で計画を立て，その目的を遂行するために行動します。捕まる危険がある場合は「捕まらずに盗む」目的が達成できないので，盗むことを止めることができます。その意味では現実的な思考が行動をコントロールしています。強迫性と衝動性に支配された行動ではなく，意図的で計画的な行動です。

　一方，クレプトマニアの場合，盗もうとする衝動（強迫性と衝動性の備わった）に行動が支配されます。この衝動が起きる前と後ではその人の意識と行動様式が異なります。衝動が起きる前は意志や理性が働いており，万引きするとどんな結果が待っているかを考えることができ，過去のマイナス経験を思い出して万引きしないように自分を抑制することが可能です。しかし，一人で店内に入り，商品を見ているうちに，いつの間にか衝動が作動し始めます。よく患者達は「スイッチが入る」という表現を使いますが，それはこの衝動が作動したときのことを表現した言葉です。その時点からは衝動に支配された行動が始まります。意志と理性の力が低下してほとんど働かなくなり，過去の経験や今後起きるであろう処罰などの結果を想起して万引きをしないよう自分の行動に抑制をかけることができなくなります。周囲に対する注意力は低下し，極端な場合は自分と商品だけの世界に没入していきます。この衝動に支配された行動が終わるのはたいていの場合，店の外に出た時です。その時に理性の働きが戻ります。万引きしてしまったことに気がつき，罪悪感と後悔の念に襲われます。

　脳において，物事を理性的・現実的にとらえて行動を決定するのは前頭葉の機能とされています。情動の表出，食欲や性欲，睡眠欲，意欲などの本能，喜怒哀楽，情緒，神秘的な感覚，睡眠や夢をつかさどり，記憶や自律神経活動に関与しているのが大脳辺縁系という場所です。この前頭葉と大脳辺縁系がかかわって形成される報酬系回路は人間の行動に大きく影響しています。依存症になると報酬系回路の機能障害が起こります。依存行動が行われているときには前頭葉の機能（抑制系の働き）が低下して，大脳辺縁系優位の機能状態になっています。クレプトマニアの衝動が働きだす前の脳の状態は前頭葉優位の状態だと言えます。ですから，今自分が置かれている立場もわかるし，万引きが犯罪であることも，処罰が待っていることもわかっています。ところが，いったん衝動が作動してしまうと，大脳辺縁系優位の機能状態に瞬時に変わってしまいます。この状態では目先のことしか見えなくなり，将来の危険性は頭から消えてしまいます。第4章でこの衝動について具体的に説明をしますが，瞬時に起き，衝動が終わるまで行動を修正することができないほどの強い衝動が特徴です。前頭葉優位から大脳辺縁系優位に一気に切り替わってしまうため，主観的には「スイッチが入ったような感じ」として体験されるのではないかと考えています。

[▶次ページにつづく]

　第二に，盗ったものに金銭的価値や使用目的があるかどうかを，単純に食べた，使っただけで判断するのも間違いです。盗った物がその人の使用価値や金銭的価値に**必要であったかどうか**の判断が重要です。原文にはsteal objects that are not needed for personal use or for their monetary value（直訳すると「彼らの個人的使用や金銭的価値に必要のない物を盗む」）とあり，必要かどうかはその人の経済状態や金銭感覚等を検討し判断しなければなりません。そもそもすべての商品には使用目的と金銭的価値が備わっています。その意味で商品を盗むという行動には使用目的と金銭的価値が必ず伴います。盗ったものについて，それが欲しかったのかどうか，使おうと思ったのかどうかと問われればクレプトマニア患者には心のどこかに「欲しいな」「あったらいいな」というものがあるので，否定しません[注3]。問題はそれが万引きした理由のすべてではなく，むしろほんの一部に過ぎないということです。そして，それ以外の理由を患者自身が十分に説明できない理由を知る必要があります。

　どの診断基準にも「盗ったものを使用したらクレプトマニアから除外すべきである」と一言も書かれていないことにも留意しておきましょう。

②必要かどうかの判断が重要

　診断基準Aの原文には「その人の個人的使用や金銭的価値にとって必要ないものを盗む」と書いてあります。その言葉通りに読み解けばよいと思います。盗らなければならないような使用目的や金銭目的や必要性があるかどう

[注2] 多くの患者さんに万引きの様子を聞いてきましたが，店に入ってから出るまでの自分の行動を逐一説明できる人はいませんでした。部分的に想起できる程度でした。そして，なぜ万引きしたのか？について正確に答えることはできません。これも衝動制御障害によってひきおこされた行動の特徴です。

[注3] クレプトマニアの患者の大半は「あったらいいな」「欲しい」という気持ちを伴って盗っています。自分が着ることができないサイズの服や，まったく食べられない食品を盗ることもありますが，「なんでもいいから盗りたい」というより「あったら何かに使えるかもしれない」という気持ちで盗っているようです。「こんなものは必要ないが盗りたい」という盗り方ではありません。

かという視点でその行動を見るということです。万引きしているときに「欲しいな，あったらいいな」という思いが頭によぎることと，その物がその人にとって必要なものかどうかは別の問題です。

　必要かどうかの判断について参考になるのが，「必要のない物」を手に入れる嗜癖行動である買い物依存症[注4]です。この依存症の場合，店に入って商品を見ていると買いたくなります。自宅にはたくさん同じようなものがあっても，その時はそのことは頭から消えており，目の前の商品が欲しくて購入します。買う時は「欲しい」と思っています。ところが，自宅に持って帰っても使用することはまずありません。買い物依存症の患者に，買う時に必要だと思ったのかと聞けば，「必要ないが買った」とは答えません。その時は欲しいと思って買っています。買う行為から得られる報酬効果によって理性的な判断が極めて低下している状態になっており，本当にそのものが必要かどうかの判断ができない状態になっています。クレプトマニアの「その時は欲しい，あったらいいなという気持ち」は，この買い物依存症と同質のものではないかと考えています。その意味でその行為の最中に感じている「欲しい」「あったらいいな」という感覚そのものが病的なものであると言えるのではないかと考えています。このことからも，「その時に欲しいと思っていたのだから，その人には必要だったのだ」とは言い切れず，必要かどうかはその人の生活全般からみて判断しなければなりません。

③原文と翻訳のちがい

　診断基準Aの原文はこうなっています。

　　Recurrent failure to resist impulse to steal objects that are not needed for personal use or for their monetary value

　原文は@「物を盗もうとする衝動に抵抗できなくなることが繰り返される」

[注4] DSM-5では"強迫的買い物"と命名されています。

と訳されたRecurrent failure to resist impulse to steal objects があり，その後objectsについての説明である⒝「盗るものは，個人的に用いるのでもなく，またはその金銭的価値のためでもない」と訳された objects that are not needed for personal use or for their monetary value が続きます。クレプトマニアの行動様式として⒜を提示し，どのようなものを盗るのかを説明したのが⒝という構成です。しかし，翻訳では⒝が先にきており，単純に先に書かれているこの部分のほうが重要だと読んでしまう誤解が生じているように感じます。さらに，「個人的に用いるものでもなく」や「金銭的価値のためでもない」を表面的にとらえてしまい，後半部分の重要性が軽視されているのではないかと思います。

　原文では最初にクレプトマニアの最も本質的な衝動制御障害の要素について書かれ，どのようなものを盗るのかの説明が続いています。⒜も⒝ともにクレプトマニアに不可欠で重要な要素ではあるのですが，重点は前半部分にあると解釈すべきです。

④有病率から考える

　DSM-5にはクレプトマニアの有病率は全人口の0.3〜0.6％，万引きで捕まった人のおよそ4〜24％がクレプトマニアであると記載されています。「まれな疾患である」とも記載されていますが，1,000人に3〜6人はいることになりますし，万引きで捕まった人の中にこれだけの割合でいるということです。DSM-5に記載された他の疾患の有病率をみてみると，統合失調症0.3〜0.7％，アジア人のパニック障害0.1〜0.8％，強迫性障害1.1〜1.8％となっています。クレプトマニアは統合失調症とほぼ同じ有病率です。精神科の臨床現場で統合失調症やパニック障害をまれな疾患とは言いません。「統合失調症やパニック障害と同程度にまれな疾患」であると読むべきだと考えますが，「まれな」という表現だけでは精神科臨床の経験の有無によっては解釈の違いが出てしまいかねません。

　「盗った物を食べたり使用したらクレプトマニアではない」と診断したとしたら，クレプトマニア患者はほぼ存在しなくなり，有病率は0％に近いもの

になるはずです。有病率からもこの解釈が間違いだとわかります。

⑤「DSM-5 ガイドブック　診断基準を使いこなすための指針」

　最後に，2016年6月に出版されたDSM-5ガイドブックのクレプトマニアの部分を見てみましょう。これが現時点で最も新しい公式の見解です。基準Aについて，こう書かれています。

> ### ■ 基準A
>
> 　この項目は必要でない品目への無意味な情動への反応として起こる窃盗に焦点を合わせている。この項目はしばしば，窃盗症の人を通常の万引き者と区別する基準として考えられてきた。この基準の解釈には議論の余地がある。特定の品物を盗む中年女性の窃盗症患者といった固定観念は，必ずしもすべての窃盗症の人をうまく説明しないかもしれない。窃盗症の人は実際に盗んだ品物を欲しいのかもしれないし，また使うことができるかもしれないが，それらが必要なわけではない。品物をため込む窃盗症の人については特にこれが当てはまるかもしれない。これらの人々は同じ品物のさまざまな種類を盗むことがあるが，その品物自体を欲していても，それは必要なものではない。

　ここでは明確に「欲しいのかもしれないし，また使うかもしれないが，それらが必要なわけではない」と書かれています。この最新の見解からも，盗ったものを食べたり使ったということだけでクレプトマニアかどうかを判断することはできない，クレプトマニアの盗むものは必要ないものであるということ，必要であるかどうかはその人の生活全般から判断すべきことであるということが明らかになったと思います。

b. 「盗もうとする衝動があり，それに抵抗できなくなることが繰り返される」

　診断基準Aの後半部分です。クレプトマニアの病的なメカニズムの本質は
ここにあります。次の3つの要素があります。

　　①物を盗もうとする衝動がある
　　②その衝動に抵抗できない
　　③繰り返される

　それぞれの要素について詳しくみていきましょう。

①「盗もうとする衝動」について

盗むという行為とは？

　盗みとは「他人の物を，持ち主の意に反して，気づかれずに持ち去る」行
為です。盗みが犯罪であると認識するためには（1）自分の物と他人の物（そ
れが違うという概念も含めた）という「所有」の概念があることと，（2）商
品はお金を支払って自分の所有物にするという社会的ルールがあることを知っ
ていること（規範意識）が必要です。私たちはこの2つの概念を生まれなが
らに持っているわけではありません。成長する過程で所有という概念を身に
つけます。盗むことは犯罪であり，ルールを破れば処罰されるという社会規
範もどこかの時点で知ります。これらは学習によって獲得した概念です。認
知症で万引きしてしまう場合はこの認識ができなくなることが原因だと考え
られます。非行によって起きる万引きは所有概念は持っているが，あえてルー
ルを破るという行為だと言えます。これらはともにクレプトマニアによる万
引きとは区別されます。

それは病的な衝動である

　盗もうとする衝動は生来的に備わっているものではなく，後天的に身につ
けたものです。その衝動がなぜ生じるのかについて考えると，

- その行為にはルールを破ることから得られる報酬がある
- その行為は「自ら危険に近づく⇒あえて危機の状況を作る⇒緊張を高める」，というものである
- その行為は高まった緊張状態からの弛緩が得られる，ある意味自らその落差を作る行為である

と言えるでのではないでしょうか[注5]。

②「その衝動に抵抗できない」について

　原文ではfailure to resist impulseとなっています。「できない」の意味は「抵抗するのが不可能である」ということではなく，「抵抗することに失敗する」という意味です。つまり，抵抗しようとするがうまくいかない＝失敗するという意味で，理性的な力でコントロールできないということである点に留意しましょう。

　万引きすることに罪悪感があったり，過去に処罰を受けた経験があるなど，万引きによって被る損失が甚大なことは明白であるという，理性的で現実的判断によって万引きが抑止されてもおかしくはありません。しかし，クレプトマニアの場合，盗らないようにしよう，盗ってはいけないという考えが普段はできるにもかかわらず，盗もうとする衝動に抵抗できません。

[注5] なぜ捕まるという危険を犯し，それを繰り返すのかという理由を探っていくとここに行きつきます。私はこれがクレプトマニアの本質ではないかと考えています。クレプトマニアの患者さんは日常的に自分の感情を抑え，社会や家族に合わせる生き方を続けてきた，ルールを破ったことすらなかったような人が多く，それらの人にとってルールを破ること自体が背徳的な快体験になるのではないかと推測しています。同時に，自ら緊張の高い状態を作り出し，そこからの弛緩という落差を経験したいという無意識レベルの強烈な欲求が万引きを引き起こすのではないかと考えています。

③「繰り返される」いうことはどういうことか？

　３つ目の要素は「行動が繰り返される」ことです。逮捕や罰金刑，服役という厳しい処置を受けた経験がありながらも繰り返されています。懲りていない，反省が足りない，すぐに大事なことが抜けてしまうから繰り返してしまうのだという見方をされることが多いのですが，クレプトマニアの場合それでは説明がつきません。この反復性は嗜癖行動[注6]としてのクレプトマニアの一側面です。

4. DSM-5診断基準B

☐ 窃盗に及ぶ直前の緊張の高まり

　DSM-5に「これらの行動は内的緊張感を緩和する」と書かれているように，クレプトマニアは緊張と緩和で特徴づけられる行動です。ではこの緊張とはどのようなものなのでしょうか？　普通の盗みも緊張するはずですから，そ

[注6]　嗜癖行動は次のように定義されています。
　　ⓐ　ある種の行動（多くは非適応的，非建設的な行動）を行わずにはおれない抑えがたい欲求あるいは衝動がある
　　ⓑ　その行動を開始し，終了するまで，他の事柄は目に入らず，みずからの衝動をコントロールできない
　　ⓒ　その行動のために，それに代わる（適応的，建設的な）楽しみや興味を無視するようになり，当該行動に関わる時間や，当該行動からの行動（行動を止めること）に時間がかかる
　　ⓓ　明らかに有害な結果が生じているにもかかわらず，その行動を続ける
　　　　　　　　　　　　　　　　　　　　　（洲脇寛，嗜癖精神医学の展開，2005）

　クレプトマニアの場合，窃みを繰り返すうちに嗜癖化という現象が始まると私は考えています。第1章でも書きましたが，嗜癖行動には反復性，衝動性，強迫性，貪欲性，自我親和性，有害性の要素があります。自我親和性以外の5つの要素はクレプトマニアに該当します。盗みを繰り返すうちにこれらの傾向が強くなり，その行為を始めた当初に得られた報酬効果が次第に得られなくなっても，条件さえそろえばその行動を繰り返すようになり，最終的に自動性を獲得していきます。

れとクレプトマニアはどう違うのでしょうか？

　盗みが見つかって捕まるのではないかという恐怖は両者に共通しています。クレプトマニアの場合この恐怖だけが緊張を生んでいるのではありません。クレプトマニアの衝動が起きたときに盗みに向かわせる力とそれに抗う力が緊張状態を作ります。その緊張が緩和されることへの欲求もあるでしょう。それらの総体がクレプトマニアの緊張だと私は考えています。

　ただ，クレプトマニアの患者さんに丁寧に問診しても，この部分はほとんど言語化できません。今後，さらに研究を続けて，解明していきたいと思います。

5. DSM-5診断基準C

1 窃盗に及ぶときの快感，満足，または解放感

a. 「快感，満足，解放感」について

　ここで検討したいのは「快感，満足，解放感」という言葉が，クレプトマニア患者に起きている内的体験を表現するのに最適な訳語なのかという点です。患者自身が内的体験を言語化するのは極めて困難です。私が診察した患者の中でこれらの言葉が自分の体験にぴったりだと答えた人はほとんどいません。患者さん自身にそのときの感覚を一番ぴったりくる言葉にしてもらうと，「すっきりしたような感じ」「ほっとした感じ」という表現が多く，適切な言葉が見つからないことが大半です。かといって診断基準に書かれているような体験をしていないということではありません。

　診断基準Cの原文はPleasure, gratification, or relief at the time of the theft となっています。翻訳で快感，満足，解放感となっている原語はそれぞれ pleasure, gratification, reliefです。pleasureには「楽しみ，愉快，喜び，光栄，楽しいこと，うれしいこと，（世俗的な）快感，（特に肉体的な）快感，放縦」という意味があります。患者さんたちからの自覚的な体験からは，この中で最も当てはまるのは「楽しみ，愉快，うれしい」の範疇のものだと思

われます。pleasure を「快感」と訳したときに除外されてしまうものが極めて大きいことに留意する必要があります[注7]。relief についても同様です。解放感と訳されていますが，relief には「（緊張・心配・苦痛などの）除去・軽減，（心配などが軽減された後の）安心（感）・安堵（感），気晴らし・息抜き・娯楽」などの意味があります。患者さんたちの経験からは緊張の除去・軽減や安心・安堵のほうがぴったりくるようですし，嗜癖行動としてのクレプトマニアを考えると，緊張からの解放が最も当てはまるのではないかと思います。gratification は日本語の満足とほぼ同義だと思います。

　こうしてみてくると，原語の幅広い意味合いが翻訳されることによって極端に限定されるものになっていることがわかります。したがって，患者さんを問診するときに「快感，満足，解放感がありましたか？」という質問だけで終わらせてしまわないように気を付けなければなりません。

b．「窃盗に及ぶときの」について

　この部分で注意したいのは，「窃盗に**及ぶ時の at the time** of the theft」という点です。万引きが**終わった後after**ではなく，**及ぶ時 at the time of** となっているところに注目してください。「万引き時に，あるいは万引きしている間に」という意味です。万引きして捕まらなかった時に起きる安堵感とはちがいます。捕まらなかったという安堵感はクレプトマニアにも通常の万引きにも共通にみられるものだと思いますが，そのことを指している文言ではありません。ここが重要なポイントです。

　クレプトマニアは万引き行為そのものが目的ですので，万引きを遂行しているときに起きる内的体験が「快感，満足，解放感」であるととらえる必要があります。万引きして商品を手に入れることが目的である通常の盗みであ

[注7] 精神医学的に「快感」は快体験の感覚であると解釈します。人間の行動の結果起きる体験を快と不快に分類していきます。その意味では非常に幅広い概念だということがわかります。「ちょっとほっとした」という体験も快体験です。単に「快感がありますか」と聞いただけでは，ほとんどの人がそのときに思い浮かべるのは最も強烈な快体験になっているのではないでしょうか。

れば，万引きした後にそういった感情が現れるでしょうが，クレプトマニアの場合はその行為の時にそういった感情を体験しているということです。クレプトマニアと通常の万引きとの鑑別点の一つです。

　この点でも，万引きの前後も含めて，その行為をしている間の内的体験を注意深く聞き取る必要があることがわかります。

c.　「DSM-5ガイドブック　診断基準を使いこなすための指針」

　先述したガイドブックにある基準B，Cについての内容を紹介します。

■ 基準BおよびC

　多くの人が窃盗後の快感，満足と同様に，窃盗に及ぶ直前の緊張感を報告するだろう。時にこれらの基準は問題となってきた。というのは，窃盗をたまに行う人は行為の前の緊張や興奮する感情を否定するだろうし，窃盗の後に来る喜びの感情または解放感を否定するかもしれないからである。それでも彼らは必要ではない物を盗むことの問題を明らかに持っている。

　診断基準B，Cについて否定されたとしても，必要ではない物を盗む問題は明らかに持っていると書かれています。ここでも，クレプトマニアの診断は衝動制御障害によるものかどうか最も重要であるということがわかります。

6. DSM-5診断基準の読み方（まとめ）

　DSM-5の診断基準の解釈をめぐって，臨床現場や法廷の場で多くの誤解や曲解が起きています。そのため，現時点での明確な見解を提示しておく必要がありました。

　クレプトマニアの診断には盗った物を食べたか，使ったかどうかではなく，その人に必要であったかどうかが重要であること，窃盗に及ぶ直前の緊張の

高まりや，窃盗に及ぶ時に起きる感情がはっきりしていなくても，その行動が嗜癖行動の側面を持った衝動制御障害による病的な行動であるかどうかを検討することが重要であるという結論に至ります。クレプトマニアかどうかはその行動を詳細に検討し，衝動制御障害によるものかどうか判断することが必要です。行動の一側面だけを見て判断してはいけません。

7. 診察時の留意点

　クレプトマニアを診断するときに重要なのはどんな質問をするかです。診断のための必須の質問は以下の通りです。

　①店に入る前の状態について質問します。店に入る前には万引きしようと思っていたのかどうかの質問はもちろん必要ですが，慢性的にストレスを抱えていたのか，直近にストレスフルな出来事があったかどうか，店に入るときには時間の余裕があったのか，急いでいたのか，買うものがはっきりしていたのか，それとも特に買う目的もなく店に行ったのか，などについて質問します。所持金がいくらだったのか，何を持って店内に入ったのかなどについても聞きます。

　　例　「店に入る前から万引きしようと思っていましたか？」
　　　　「店に入る前のあなたはどんな状況でしたか？　急いだり焦っていた？　暇だった？」
　　　　「その日か前日，気になることがなにかありましたか？」

　②店内でどのような行動をしたのか，可能な限り具体的に，時系列で問診します。このとき，覚えていないことは覚えていないこととして記録していくことが大切です。警察での取り調べで監視カメラなどの情報で自分の行動を時系列に追って情報として知っている場合もよくあるのですが，その場合でも可能な限り本人の感覚を大事に聞き取ります。

　　例　「店に入ってからのあなたの行動を覚えている限り順を追って話し
　　　　てください」

③万引き行動をしているときに考えていたこと，思っていたこと，感じ
　たことなどを聞きます。開かれた質問をして，本人の表現を聞き出す
　ようにします。例えば「ドキドキした」とか，「達成感があった」とい
　う言葉が出てきたときにも，その言葉がどのような内的体験を表して
　いるのかを可能な限り聞いていくようにします。
　　例　「その時あなたはどんなことを考えていましたか？」
　　　　「その時あなたはどんなふうに感じていましたか？」
　　　　「考えや思っていることがどのように変化しましたか？」
　　　　「一番ぴったりくる言葉があればそのまま言ってください」

④店を出てからの行動についても聞き，考えや思いの変化を聞きます。
　　例　「店を出てからのあなたの行動について話してください」
　　　　「その時どんなことを考えていましたか？」
　　　　「その時どんな感じでしたか？」

⑤「どうして盗ったのか？」についてももちろん聞きますが，この問い
　には強いバイアスがかかっていると知っておく必要があります。逮捕
　後の取り調べや家族からの厳しい叱責の中でこの問いは何度も本人に
　投げかけられています。十分な説明ができないのがむしろクレプトマ
　ニアの場合普通のことなのですが，「なぜ盗ったのか自分でもわからな
　い」と答えるとさらに厳しく叱責されたといった経験をしていること
　が多いです。自分の思った通り言っても受け入れてもらえないので，
　相手が受け入れるようなことしか言えないという強烈なバイアスが発
　生していることを想定しておくことが大事です。過去の経験からくる
　防衛的な反応が薄れるよう，治療者側が配慮する必要があります。診
　察では何を言っても咎められないし，責められないのだということを

言葉ではっきり相手に伝えると同時に，実際のやり取りの中でそのことを実感してもらい，安心して素直にありのままを言える関係づくりが診察の基本です。

　これらの質問の他に，生育歴，家族歴，生活歴や性格傾向，思考の癖など，幅広い情報を聴取します。そして，最終的にその人の万引きが，衝動制御障害によるものかどうかを診断します。

第 4 章
クレプトマニアの臨床像

　クレプトマニアの盗みは嗜癖行動の側面を持った衝動制御障害による病的な行動です。この章ではそれがどのような行動なのかについて具体的に説明します。

1. 通常の盗み方

　DSM-5には「通常の盗みは計画的であれ，衝動的であれ，意図的であり，取ったものは役に立つものであるか，金銭的価値があるという動機づけによる」と書かれています。クレプトマニアはそのような合理的動機のない盗みです。"盗むことが動機であり目的である盗み"と表現してもよいでしょう。この動機の部分と，衝動制御障害による行動かどうかという点が通常の盗みとの大きな違いです。

　まず，通常の盗みがどのようなものかをみてみましょう。

　通常の盗みはまず盗む動機と意図があります。盗む動機は盗品を転売して金銭を得ることであったり，使用したり所有することで，捕まることなく盗むことが計画されます。通常の盗みは図1にあるように，「盗む動機」「どこでなにを盗むかを計画する」「店に入る」「盗む商品を探す」「商品を見つけ，わからないように隠す」「見つからないように店の外に出る」などの行動で構成されています。

　クレプトマニアとの違いという視点からみたときの通常の盗みの特徴は次の3点です。

　　①使用目的や金銭的目的等という盗る動機がある。
　　②店に入り，商品を物色しているときに，捕まる危険を察知したときには盗みを中止したり，回避行動に移行することができる。
　　③盗みは一貫して「捕まらずに盗む」という意図と計画のもとで行われる（意図の一貫性）。

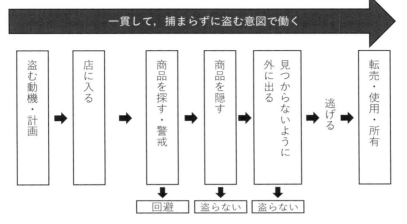

一貫して，捕まらずに盗む意図で働く

盗む動機・計画 → 店に入る → 商品を探す・警戒 → 商品を隠す → 見つからないように外に出る → 逃げる → 転売・使用・所有

回避　盗らない　盗らない

図1　通常の万引きの盗み方

　通常の盗みは次のような行動です。盗む動機を持ち，計画を立てる。店に入る。商品を物色する。商品を見つけて隠す。見つからないように店を出る。逃げる。盗む目的を果たすために転売・所有・使用などをする。見つかる危険を感じたら，どの行動からでも行動を中止して捕まることを回避する行動ができます。そして，計画から目的を遂げるまで一貫した意図で動いています。

　では，クレプトマニアの盗み方をみてみましょう。

2. クレプトマニアの盗み方

　クレプトマニアの盗み方には，A．店に入る前には盗みたいという衝動が起きておらず，むしろ「買って帰ろう」という意図をもって店に入るが，店内で衝動が起きて万引きしてしまうタイプと，B．店に入る前から衝動が起

きていて万引きしてしまうタイプがあります。それぞれのタイプの盗み方について説明します。

① 店に入る前は盗る意図がないタイプ（図2）

　このタイプは店に入るときには盗る意図はありません。むしろ，万引きせずに買って帰ろうと考えています。ところが，店内に入り商品を見たり触れたりしている間に（さまざまな刺激を受けて）衝動が働き始めます。その前に買い物を済ませれば万引きはしないですみます。ところがいったん衝動が作動し始めたときに「これいいな」「これ欲しいな」「これあったらいいな」「何かの役に立つかも」という考え[注1]が浮かびます。商品を持ってきたバッグに入れたり，ポケットに入れたり，人気のない場所で買い物かごからバッグに入れ替えたりします。そして，レジを通らず（あるいは買い物かごの中のものだけ支払って）店の外に出ます。

　衝動が起きたあと，「欲しいな，あったらいいな」という考えが浮かぶ，商品を隠す，見つからないように店外に出るという行動がひとかたまりになっ

[注1] 前章で紹介した『DSM-5ガイドブック』に〈盗みに関連する**侵入的思考**と衝動〉という表現が登場します。ガイドブックにはその内容についての説明はありませんが，これらの考えが侵入的思考だと考えています。多くの患者さんが"（万引きの）スイッチが入った"と表現しているのは，この侵入的思考が出現し衝動が作動したことを言い表しています。侵入的思考はクレプトマニアの衝動の大きな特徴の一つです。
　クラークとローホ（Clark & Rhoho）によると侵入思考の特性は次のようなものです。
- 意識に入ってくる，他とは区別される思考，イメージ，または衝動。
- 内的な起源をもつ。
- 受け入れがたい，または意思とは無関係なものとして認識される。
- 進行中の認知活動，行動を妨げる。
- 意図しない，非随意的なもので，意思とは独立している。
- 反復的，すなわち繰り返し生じる傾向をもつ。
- 注意資源を容易に奪い，他から注意をそらす強い性質を持つ。
- 否定的な感情を伴う（例：不安，不快気分，罪悪感）
- 制御困難である（消えにくい）

日常臨床でよく出会う侵入思考は強迫思考ですが，クレプトマニアに強迫性の要素が強いことを考えると，「盗もうとする衝動」を適切に説明するものだと言えます。

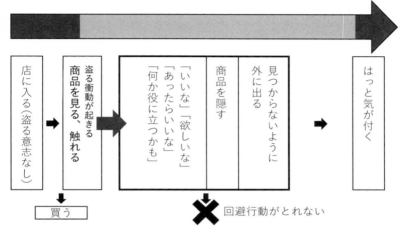

図2　クレプトマニアの盗み方Ａ

ていて，途中で万引きを中断するなどの回避行動をとることができません。図2では衝動が起きた後の行動を太い線で囲んでいます。これは万引きが終わるまでのそれぞれの行動が切り離されることなく，ドミノ倒しのように次の行動に移っていくことを表しています（通常の盗みとの相違点の一つです）。

　衝動が作動する前と後では意識の状態が変わります[注2]。ここも通常の盗みとの相違点です。患者さんたちの言葉を借りると，店に入る前や入った直後は「ちゃんと買って帰ろう」と思っていたのが，「頭の中が真っ白」「商品しか目に入らない」「"早く早く"としか考えていない」という状態になります。このとき，現実的な事情（執行猶予中であるとか，直前まで家族に万引きするなと注意されているなどの，万引きしてはいけない現実）の認識は薄

[注2] 図2の■■➡の色が変っていることに注目して下さい。衝動が起きる前と「はっと気が付く」の後は濃い色になっています。この時は前頭葉の機能が，しっかりと働いており，理性的で現実的な判断ができています。色の薄い部分は大脳辺縁系優位の状態を表しています。

れたり，消えたりしています。

　店外に出たり，自宅に戻った時に衝動が消えます。患者さんたちは「我に返った感じ」「はっと気が付くとまたやってしまっていた」「捕まったらどうしよう」と表現することが多く，後悔や罪悪感，自責感が起きます。

　このタイプの盗み方の事例を紹介します。

事例1　60代，女性

　万引きを始めたのは35歳頃であった。初回の万引きから約1年後に捕まった。警察で事情聴取され注意を受けた。それで怖くなって万引きはしなくなった。夫と別居して単身生活になってから万引きが再開した。主に食料品を盗った。お金はいつも持っているが，盗って成功した時の何とも言えない気分を味わいたい衝動が強かった。50歳すぎに捕まった。その後1年間は万引きしなかったが，再開。1年おきに5回逮捕された。

　店に入る時は「買って帰ろう」と思っている。店に入って歩いているうちに「頭の中でスイッチが入った感じ」がして，特にパンを見ている時にそうなる。「おいしそうだな」と思った時には，万引きした時のスリル感とワクワク感が盗ってはいけないという気持ちより強くなる。というよりむしろ頭の中はワクワク感しかなくなってしまう。特にスイッチが入るのは菓子パンで，肉や魚，ケーキではそうならない。捕まらずに店から出てきて車に乗った時には成功した高揚感と同時に「またやってしまった，なんでこんなことをしてしまったのだろう」という後悔が起き，落ちこむ。盗ったものは車の後部座席に置いて手を付けないことが多かった。それが腐ると，捨てた。なんて罰当たりなことを自分にしているのだろうと自分を責めるが，万引きは止まらなかった。

　これまで万引きした店や警察でなぜ盗ったのかを詰問されてきたが，自分でもなぜ盗るのか説明できなかった。盗った時の快感や満足感があることは不謹慎だと思って言えなかった。結局，「お金を払うのがもったいなかった」という理由が一番理解されやすいだろう，そんな気持ちが自分の中になくはないのだからと考えて，これまでの取り調べではそう

答えてきた。

② 店に入る前に衝動が起きているタイプ（図3）

　このタイプは衝動が作動した状態で店に入ります。摂食障害と合併しているクレプトマニアに多いのが特徴ですが，合併症なしの人にも見られます。

　衝動は自宅にいるときから作動していますので，Aのタイプと違って，店に入ってからの行動すべてがひとかたまりになっています。頭の中には「いいな」「欲した」などの考えが浮かんでいることもありますが，ほとんど何も考えずに手当たり次第買い物かごやカートに入れているという人もいます。後者のほうが多いようです。このタイプも途中で万引き行動を中断することができません。

事例2　**30代，女性**

　18歳頃から過激なダイエットを始め，20歳の時には過食・嘔吐が習慣化した。29歳で結婚するまでは過食・嘔吐が続いた。好きなものを好き

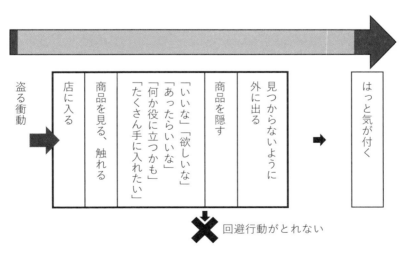

図3　クレプトマニアの盗み方B

なだけ食べているときだけが幸福感を感じることができ，嫌なことをすべて忘れられた。太りたくないので食べたものはすべて吐いたが，吐いているときはひどく惨めな気持ちになった。自分が汚れた人間のように感じた。

20歳で初めて万引きをした。24歳からは過食する食品を万引きするようになった。過食・嘔吐していることは家族の誰にも相談できなかった。夜は眠れず万引きしたものを過食し，それをすべて嘔吐している自分が人間ではないように感じ，生きている意味を見いだせなかった。しかし，好きになった男性と29歳で結婚し，それまでの生活から一転し，穏やかで幸福な気持ちで生活することができるようになった。不眠，過食，万引きも止まった。ところが，結婚後4年半で離婚することになり，絶望感から自暴自棄に陥った。まもなく万引きが再開した。それから万引きで捕まることが増えた。

万引きする前と万引きしている最中はドキドキして落ち着かない気持ちになるが，捕まらずに店を出たときの安堵感，満足感，達成感が気分をすっきりさせてくれた。家に戻ると後悔して，落ちこんだ。万引きをして後悔する夢もよく見た。しかし，翌朝目が覚めると盗った時の快感が忘れられず，「盗りたい」「盗らなきゃ」という気持ちが強くなる。毎日何を盗むかばかり考えるようになった。万引きをしない日は落ち着かず，イライラするようになった。盗る商品も食品に限定されていたのが，次第に盗れるものなら何でもよくなった。必要ないものをたくさん万引きできた日は達成感と満足感で心がウキウキした。万引きしたものを部屋に多くため込むと安心した。それを使用して1個でも減ると，強い不安感と恐怖が沸き起こり，1個補充することでは解消されず，何個か余分に補充しないと気持ちがおさまらなかった。万引きしないと落ち着かなくなり，自分は死ななければ万引きは止まらないのではないかという絶望感に襲われた。

　この事例は摂食障害と合併したクレプトマニアです。摂食障害には食べ物や品物への欲求の強さ，こだわりの強さ，ためこみ衝動が見られます。店にある商品だけでなく，無料の配布物，職場に置き忘れられたボールペン，廃棄された食べ物に至るまで「欲しい」「手に入れたい」衝動を引き起こす対象になることもよくあります。摂食障害の過食衝動，枯渇恐怖，ため込み衝動とクレプトマニアの衝動は密接につながっています[注3]。

事例3　40代，女性（摂食障害合併なし）

　何度か万引きで逮捕歴がある。夫も協力して店には常に一緒に行くことにしていた。ショッピング・モールに買い物に行ったとき，夫がトイレに行った。待っている間一人で店内をウロウロしないように気をつけていた。これまで服を万引きして何度か逮捕されていた。「いいな」と思って手に取ると必ず万引きしてしまっていたので，一人になった時に商品を見ないようにしていた。ところが，トイレのすぐ近くに婦人服売場があり，陳列されていたカーディガンに目が吸い寄せられた。盗らないようにしようと理性は働いていたので，ずっと目をそらしていた。夫がトイレから出てきて買い物を済ませて帰宅したが，そのカーディガン

[注3] 摂食障害（過食嘔吐の症状がある）を合併しているクレプトマニアの万引きの衝動は過食の衝動，ため込みの衝動と不可分のものとなっています。万引きをするようになると，過食用の食品にかかる多額の出費を抑えることができるという報酬効果が発生します。万引きを繰り返すうちに「どうせ吐くのだからお金を使うのはもったいない」等の歪んだ思考回路が強くなっていきます。自宅にいるときから「今日も盗りに行こう」「盗りに行かなきゃいけない」という強迫的な考えが浮かんできます。習慣化すると，万引きしないと一日が終わらないという感覚になり，日課のようになっていきます。これは，食べて吐くという行為をしてやっと一日を終えられるという感覚と同質だと考えられます。
　摂食障害には過剰な自己制御欲求，枯渇恐怖，ため込みなど特有の心理機制があります。摂食障害に万引きが合併しやすいことは専門家には広く知られており，アメリカの代表的な精神科教科書の簡略版，『カプラン臨床精神医学ハンドブック——DSM-IV-TR診断基準による診療の手引き』（メディカルサイエンスインターナショナル；第2版，2003/06）の神経性大食症（bulimia nervosa）の項にも「約3分の1の患者が万引きをする」と書かれています。［▶次ページにつづく］

のことが頭から離れなかった。「あの服をもう１回見てみたい」「手で触れてみたい」という欲求が次第に高まっていった。夫が昼寝をし始めたときに「今なら行ってあの服を触って来られる」と思うと体が動き始めていた。さきほどの店に行きカーディガンの感触を確かめた。そのあとは迷うことなく持ってきていたバッグの中に入れた。１点入れると，次々に目についた服をバッグに入れた。バッグが満杯になってこれ以上入らなくなったときにそのままモールを出たところで店の人に声を掛けられた。

　このケースは，夫がトイレに行っている間に衝動が起きています。その時には万引きしなかったものの，帰宅後も衝動が続き，夫の目を盗んで再度店に行き万引きをしています。

［注3］なぜ，摂食障害にこのように高率に万引きが合併するのか，そのメカニズムはよくわかっていませんが，心理機制としては，衝動制御の障害に加えて，過食行動を自己弁護的に代償する（根底には痩せ願望があり，痩せていることが唯一の価値になっています。そのため過食したあとすべてを吐くことによって太ることを回避する行動が発生します），ある種の達成感を得る（それ以外の活動では達成感が得られないほどの自己評価の低さ，自己否定感が根底にあると考えられます）などがあります。摂食障害の患者さんは生理的な飢餓状態にあるだけでなく，象徴的な意味において精神的にも飢餓状態にあると考えられます。つまり「承認される（自分を認めてほしい，愛してほしい）ことに飢えている」と言えます。空虚感を食べることで埋めようとすることが摂食障害の本質部分だと考えられます。この精神的飢餓状態に付随して涸渇恐怖が発生していきます。これは物が減ることへの異常な恐怖です。過食症の患者さんにとって物が減るとどうしようもなく不安と恐怖におそわれるのはそのせいです。使用したことで物が減ったときに，その分だけを補充しても心理的な満足が得られず，その何倍もの物をそろえてやっと安心するという現象が起きます。その結果，貯めこみという行動が生まれます。患者さんは予備の食品や物品をため込み，さらに「予備の予備」をため込みます。「涸渇恐怖」と「ため込み」がクレプトマニアのメカニズムに直接影響していると考えてよいでしょう。

3. クレプトマニアの盗み方の特徴

通常の盗みとの違いに着目してクレプトマニアの特徴をまとめます。

①盗ってどうしようという目的や意図のない盗みである。
②衝動が起きると，途中で盗むという行動を中止することができない。
③衝動が起きる前と起きてからは思考内容が変わってしまうこと。衝動が起きると理性的・現実的な思考が低下したり停止し，その時に考えていることや思っていること感じていることも変化している。

この３点が衝動制御障害による盗みの特徴です。
さらに次のような特徴もあります。

④自分の万引き行動を振り返って十分な説明ができない。店に入る前から出るまでの自分の行動を詳細に時系列に沿って説明することができません。自分の行動を想起することはできますが，断片的です。人によっては，万引きした商品の大半を思い出せなかったり，完全に思い出せない人までいます。衝動に突き動かされて行動しているときには，その行動が記憶されにくいのではないかと考えられます。
⑤盗み方には違いが見られる。ポケットに入れる，持って行ったバッグに入れる，買い物かごごとレジを通さずに出てくる，など盗み方には人によっていろいろあります。

その他，多彩な臨床像をもつのもクレプトマニアの特徴で，これは衝動性と強迫性の強さと個人的な背景（主に心理的な要素）の比率によって違いが現れるのではないかと考えています。しかし，①〜④の特徴は共通しています。

4. 物を盗もうとする衝動

　診断基準に書かれている「物を盗もうとする衝動」とは一体どのような衝動なのでしょうか？　患者さんたちにとって，それは「自分でもよくわからない，不可解で説明困難な衝動」にちがいありません。この衝動についてこれから説明していきます。この衝動の特徴を理解することが，万引きしないための行動を実行するためには不可欠です。

1 どんな感じ？──主観的体験

　盗もうとするときに起きる主観的な体験について語った患者さんたちの言葉を紹介します。これらによって，患者さんたちが，感じている衝動の様子がわかります。

- 店に入って洋服を見たとき，「綺麗だな，見つからなかったら大丈夫だろう」と思った，「あれもこれも全部自分が着れるだろう」（実際はサイズが合わない服が多かった）と思ったときにはバッグに次々服を入れていた。
- 店に入ってリポビタンを見たときに「欲しい」と思った。
- 商品を見ていたらいろいろ欲しくなってついつい入れてしまった。
- 品物を見ていたら「あれあったらいいな」と，ふと何か欲しくなる。
- 帰宅途中，「今日は昼食べてない。お腹すいた。コンビニに寄ろう」と思った時には「盗って帰ろう」という気になっていた。
- 家でスマホで商品を検索していて，なんとなく欲しいものがあると「盗りに行こう」となった。
- これだけ人がたくさんいるんだから盗れるんじゃないかと思った。
- 見た物がすぐ欲しくなる，「欲しいな，欲しいな」というのが出る。迷うが，盗りたい気持ちがつよくなる，盗って帰らないと損という気持ちが出てくる。

- 目的のスプレーを見たときに「隠さないかん」「盗らないかん」という感じになった。
- 店内をウロウロしていたときに「盗ってしまおう」という気になった。そこからは「盗って帰らなきゃ」という気持ちになる。
- 店内をウロウロしていた。運動靴の安売りコーナーで見ていたときに「欲しい」と思った。私の場合は「欲しい」＝「盗ろう」になる。
- 店に入って商品を見たとたんに「盗って出て行こう」と思っている。
- 目的の食材を買った後，店内をうろうろしていたときに瞬間接着剤が目に入った。「あ，瞬間接着剤だ！」と思った。家にあるのが残り少なくなっていることを思いだした。百均のより高いなと思った。商品を手にしたらドキドキドキドキした。ポケットに入れた。
- たまたま酒コーナーの横につまみが置いてあって「晩酌の時に食べたいな」「ちょっと食べたいな」「家にないな」「もらって帰ろう」「見つからないだろう」とポケットに入れた。
- 店に入ってウロウロしていたらゴマがあった。家にないことを思い出した。「これくらいいいか」「見つからないだろう」。ポケットに入れた。
- 夫が日課のお経をあげ始めたときに「今なら出て行ってもわからないだろう」と思いついたら「早く行って盗ってこよう」とばかり考えるようになった。急いで店に行き，目に入ったものから手当たり次第バッグに入れた。
- 盗れそうな店内だと思ったら「いいものがあったら盗ろうかな」と盗りたくなる。
- 朝，家でなにもすることがなくてその時急に盗りたくなった。
- 一人で店に入って品物を見ると「これ盗らないと帰れない」という気持ちになる。やり終えないと気が済まない。
- 食品が300円より高かったら「高いな」となって「盗ろうかな」となる。
- 午前中は「次やったら終わりだ，絶対に万引きしない」と考えている。

昼過ぎになると盗りたくなる。徐々に緊張感が出てくる。そのときには自分の現状（万引きで執行猶予中）のことは頭から消えている。

- 店に入る前に「盗って行こう」と思う。食べ物を見るとほっとする。慢性的に自分の中にある焦りのようなものが消える。

- 店に入って商品を見ているうちに頭に過去にあった嫌な出来事が浮かんできて，店内に人が多いと「盗ろう」という気になる。人が多いとムラムラというか，胸がざわざわする。

- 一緒に行った家族が買い物するのを待っている間，一人で服を見に行った。「こういうのが今年は流行っているんだ」と見ていた。「高いな。どうしようかな」と思っているうちにカバンに入れていた。

- 一人で店に入り，商品を見て歩いていた。周りに人がいなかったので「盗れる」と思った。「これいいな」「これ欲しかった」と思って，バッグに球根を18個入れた。

- 仕事が終わって帰宅する前にモールに寄った。知らない間にモールの駐車場に車を入れていた。買う必要があったものは何もなかった。店内をカートを押して回っている間に計量カップ，のし袋，折り紙，マスクをバッグに入れた。必要なものでもなんでもなかった。

- 品物を見て回っているときに，「高いな」と思ったら，「欲しいけど高い」と迷い始める。買おうかどうかしばらく迷う。「安く買えないかな」といろいろ考えて，「万引きしようかな」と思う。緊張が高まってきて，ほかのこととはくらべものにならないくらいドキドキし始める。捕まったら大変なのはわかっているが，「ばれないだろう」「ばれなかったらいいなあ」と思った時には万引きしている。

- 家族と外食するまでに時間があったので，時間つぶしに一人でスーパーに入った。店内を歩いているとお米が置いてあって，「あ，米だ」と思った。手に取った瞬間米袋をバッグに入れていた。2個盗った。入れたときから怖くなったが，棚に戻せなかった。焦って店の外にそのまま出た。家に米はたくさんあった。

　盗もうとする衝動が起きたときの状態についてさまざまな言い方で語られています。衝動の起き方，起きた後の行動など特徴がよく表れています。

② 物を盗もうとする衝動の特徴

・多くは店に入って，**いつの間にか**衝動が起きている。

　「いつの間にか」というのは患者さんたちの感覚で，客観的には「特定の条件がそろったときに」と説明できます。クレプトマニアの衝動の主な特徴の一つです。詳細は次の項で説明します。

・ほとんどの場合，物を見たり触れたりしているときに起きる。

　たいていは商品を見て歩いているときに起きますが，店に入って一番最初に目に入った商品を見たときに衝動が起きたという人もいます。また，商品を手にしてみるとそうなると言う人もいます。商品に暴露された状況で衝動が起きるということは共通しています。

・「あ，いいな」「これあったらいいな」「あとで何かに使うかもしれない」と表現されるように，ぼんやりとした一種 "頼りない" "はっきりしない" 感覚。

　目にしているものが欲しくてたまらないとか，どうしても手に入れたいというような強烈な欲求ではありません。それがないとどうしても困るとか，何をおいても欲しいというものでもありません。かといって，遊び半分で盗みを楽しんでいるわけでもありません。

・店に入って商品を見ているうちに「これを盗らないと帰れない」という気持ちになる。

　これはクレプトマニアの強迫性の現れです。強迫性の要素の強いクレプトマニアの人に見られます[注4]。

・「盗もうとする衝動が今起きている」という自覚はない。

　今自分の万引き衝動が起きていると自覚できるのであれば，途中で行動を修正できる可能性がありますが，実際は自覚できません。「また始まった」「頭の中真っ白」という感覚のある人はいますが，これは自覚とは言えません。

- 衝動が起きると盗む行動を回避できない。

　これがクレプトマニアの衝動の最大の特徴です。衝動が出ると盗みを終えるまで衝動がおさまることはまずありません。ある意味，盗もうか止めようか迷ったり，葛藤するという時間すらないのがクレプトマニアの特徴だと言えます。

- 衝動が作動している時間は比較的短いことが多い。

　特に店に入る前には「盗らないで，買う」という気持ちでいながら，店内で衝動が起きるタイプの場合は衝動の持続は極めて短時間です。

- 自宅にいるときから衝動が起きる場合もある。

- 予測や予期ができない。

［注4］強迫性の強い【事例】を紹介します。40代，女性です。

　万引きは小学校の頃に消しゴムを盗ったことがある。大人になってからの万引きは，姑の自殺の前後あたりから始まった。どこで何を盗ったのかも覚えていないが，小さなものだったと思う。それから万引きをするようになったが，するときは1日2日おきにするが，何か月もしないこともあった。舅からの暴言がひどく，夫に言っても「真に受けるお前が悪い」と言われ，かばってもくれないときに万引きしていた。頻繁に万引きしていたころは「盗らないといけない，盗らなきゃ」という感じで盗っていた。万引きするのはいつもスーパーだった。夫に理不尽なことを言われ，気分転換にショッピング・モールに行き，店内を見て歩いていると，いつのまにか商品を万引きしてしまうこともあった。盗る前と盗った時のドキドキ感はあまりない。盗ったあとの満足感もない。盗った後の罪悪感がひどく，吐きそうになるくらい落ち込む。今回捕まった日は珍しく家族で外食する予定だった。食事までまだ時間があったので，一人散歩に出た。食事代もあわせて十分な金額を持っていた。食事する店の近くにスーパーがあった。まだ時間があったので，ちょっと見るだけだと思って店に入った。外食するので食品はいらないから食品コーナーは素通りした。歩いていると見たことがない調味料が目に入った。「あ，新製品だ」と思った。頭の中には万引きしたらだめだという考えはなかった。それを手に取った瞬間，鞄に入れていた。2個入れた。入れた瞬間に怖くなった。またやってしまったと思ったが，商品を戻せなかった。ドキドキして吐きそうになった。いますぐここからいなくなりたかった。店を出たときに店の人に声を掛けられた。取り調べてどうしてその調味料を盗ったのかと聞かれた。自宅にはさまざまな種類の調味料は置いていて，自作するものもあって，特に必要なものではなかった。

③　衝動はいつ起きるか

　どのような場面で衝動が起きるかを解明していきます。これには外的な要因と内因な要因があります。

衝動を引き起こす外的要因

　盗りたい衝動を引き起こすための外的要因は商品と盗みを可能とする状況です。具体的には次の3つになります。

　　①一人で店に入る（同伴者がいても近くにいない）
　　②誰にも見つからないと思われる状況（店内に人が少ない，人気のない
　　　場所があるなど）
　　③商品（あるいは特定の商品）が目に入ること，商品を眺めたり，触っ
　　　たりしている時間。

　①②は盗みを可能とする状況を作り，③は商品を手に入れたくなるきっかけを作ります。ある商品を見た瞬間に衝動が作動することもあれば，しばらく商品を眺めているうちに衝動が起きる場合もあります。この3つがそろったときが衝動が起きる外的な条件です。商品に暴露されている時間が長いほど衝動が起きやすくなります。特定の商品というのは，それを目にしたときに衝動が起きるということです。少数かもしれませんが，ほかの食品を見ても衝動は起きないが，菓子パンを目にしたときに限って万引きをしてしまうという事例があります。

衝動を引き起こす内的要因

　その時に抱えている心理的な状態が内的要因です。これが衝動を出やすくさせます。ストレス，嫌な思い，怒り，寂しさ，疲労感，暇，退屈，不満感，多忙感，焦りなどがそれにあたります（第6章6. 備考で詳しく説明します）。
　目的なくふらっと店に入るというときも衝動が出やすい要因です。買うものがはっきりしていて，それだけを買って帰るときは万引きしなかったが，

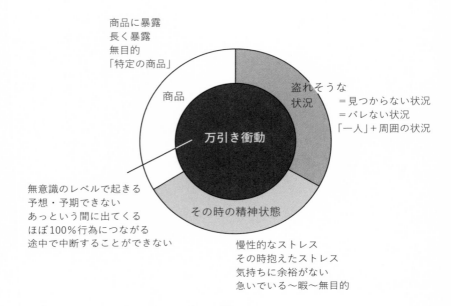

商品に暴露
長く暴露
無目的
「特定の商品」

商品

万引き衝動

盗れそうな
状況

＝見つからない状況
＝バレない状況
「一人」＋周囲の状況

その時の精神状態

無意識のレベルで起きる
予想・予期できない
あっという間に出てくる
ほぼ100％行為につながる
途中で中断することができない

慢性的なストレス
その時抱えたストレス
気持ちに余裕がない
急いでいる〜暇〜無目的

図4

買うものは特にないが，時間があったのでちょっと店に入ってみたという時に限って万引きしてしまうというケースは少なくありません。

図4をごらんください。外的要因は図の「商品」と「盗れそうな状況」です。盗れそうな状況とは「見つからない（と思う）状況」「バレない（と思う）状況」です。内的要因が「その時の精神状態」になります。どれか1つの要因が引き金になって次々と作用が広がっていく場合もありますが，この3つがそろったときに衝動が作動すると考えてよいでしょう。

この図では3つの要因が均等な面積になっていますが，万引きを繰り返すうちに，内的要因はほとんど影響しなくなり，商品と盗れそうな状況の2つで衝動が起きてしまうようになっていきます。

④ 万引きが起きるとき

　DSMの記述の中に，「窃盗をはたらくエピソード間には不安，落胆，罪悪感を覚えるが，それでも繰り返す」とあります。衝動が起きていないときには理性的で現実的な思考ができ，後悔，反省，自責，罪悪感などの自覚があります。図5にあるように，衝動を一日中感じて暮らしてはいません。

　衝動が作動するような刺激を受けたときに，その思考が弱まるか停止し，万引きをしてしまいます。衝動が終わると，再び現実的に考えることができるようになり，後悔や反省に襲われます。

　「それでも繰り返す」とありますが，万引きしているときには盗もうか止めようか葛藤した末に盗むことを選んで万引きしているのではありません。衝動が起きてしまえば自動的に万引き行動を完遂してしまうところまでいってしまいます。

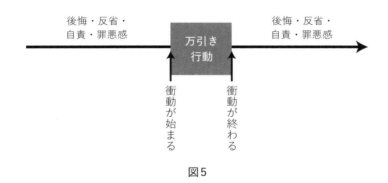

- 窃盗衝動は特有の文脈・状況の中で起きる
- その衝動に抵抗することに失敗する
- 予期できる罰則を知りながら，繰り返す

図5

5. 理解困難性と思考の歪み

1 理解困難性

　なぜ自分が万引きを繰り返してしまうのかについて治療を受ける前のクレプトマニアの患者さんには説明ができません。なぜなら，自分の万引きがどのようなメカニズムで起きているのかが理解できていないからです。この理解困難性が万引きを続けてしまう原因の一つです。

　どの患者さんもこれまで自分が生きてきた過程で，衝動制御障害という疾患について知る機会がありません。行動嗜癖という言葉すら知らなかったでしょう。一種の依存症だと言われると，少し想像しやすくなるかもしれませんが，やはりピンとこないでしょう。クレプトマニアの特徴の一つに「衝動が起きてないときには現実的な思考ができる」があります。つまり，買い物に行っていない，一日の大半の時間は現実的な思考が続いています。万引きが犯罪であることも，捕まったらどうなるかも，家族が自分の万引きによってどれほどの迷惑をこうむっているかについても考えられます。万引きで逮捕された経験のあるクレプトマニアの患者さんはなおさら，二度と万引きしないようにしようと考えているでしょう。クレプトマニアについて理解する前なら，「今の自分なら万引きすることはない，自分の意志さえしっかりしていれば，万引きしない」と考えてしまうのはある意味当然です。あるいはそれとは対照的に「いつ万引きしてしまうか自分には分からない，自分を信じることができない」と混乱することになってしまうでしょう。

　これまで説明してきたように，衝動が作動し，侵入的思考が始まると現実的な思考がほぼ停止してしまいます。ある意味，普段の自分とは違う自分が行動していると説明したほうがわかりやすいかもしれません。クレプトマニアの万引きとはそういうものなのです。この点を理解したときにはじめて，衝動が起きないように努力することの重要性がわかり，買い物に関する行動を根底から変えることが万引き予防には不可欠だということがわかります。

　次に説明する思考の歪みとこの理解困難性を認識し，対処していくことが

治療上の重要な課題です。

② 思考の歪みと感覚のマヒ

　万引きを繰り返すうちに自分の行動を正当化するために，あるいは犯罪を犯しているという恐怖心を払しょくするために思考の歪みが生じます。これは他の依存症でもよく見られる現象です。万引きして捕まらなかった経験を一度か二度すれば，あっという間に「万引き＝犯罪＝危険な行動」という感覚がマヒし，「万引きしても捕まることはないだろう」という根拠のない自信が芽生え始めます。

　思考の歪みのいくつかを紹介します。

- どうせ捕まりはしない。
- うまくやれば大丈夫（捕まらない）。
- この店では見つかったことがないから大丈夫。
- 1個くらい盗っても見つからない。
- 万引きしても誰も傷付けていない。
- 1個くらい物がなくなっても店の人は気付かない。
- 万引きくらいたいした被害ではない。
- 万引きすればお金の節約になる。
- ほかの何かを購入すれば店員に疑われない。
- どうせ，自分は万引きを止められない。
- どうせ食べて吐くのだから買うのはもったいない。

　思考の歪みのなかで最も根深いものは「お金を払わずに物が手に入って得をした」と「見つからなければいい」ではないかと思います。クレプトマニアの万引きは理解困難性と感覚麻痺と思考の歪みがあるために，自分で行動修正することが極めて困難です。万引きが発見されて検挙されたり，処罰を受けるまで続いてしまうことがほとんどです。逆に言うと，発見された時こそ止める最大のチャンスです。このときに「しっかり反省して二度とやらない

と誓う」という方法で解決できるとは決して考えないことです。是非，その時にクレプトマニアを専門に扱う医療機関に相談に行くことをお勧めします。

③ 加害者意識のなさと被害者意識

「窃盗をはたらくエピソード間には不安，落胆，罪悪感を覚える」とDSMに書かれています。しかし，私がクレプトマニアの患者さんたちを診察してきて，この罪悪感のことで気になることが一つあります。それは万引きした店や相手に対する加害者意識が極めて希薄であるということです。患者さんたちの罪悪感の大半は家族に迷惑かけたというものです。逆に，捕まったこと，厳しい取り調べを受けたこと，裁判で判決を待つ間の不安な気持ちを経験したことなどに対して，「たいした額の物しか盗っていないのに，なぜこんな扱いをうけなければならないのか」という被害者意識が認められます。思考の歪みが続いているためにそういう受け止め方しかできない，回復が進めば変わっていくのではないか，という面はあるでしょう。しかし，なぜ加害者意識が薄いのでしょうか？

これにはいくつか理由が考えられます。商品を店で買うという行為が当たり前になった社会では，その物を作った人や，その物の売買に関わっている人の顔が見えません。商品が店に並べられるまでの過程はまったく見えません。商品が売れて，その収益が誰のどんな生活を支えているのかもまったく見えません。こういった流通システムに慣れ切ってしまうと，物の背景がまったく見えず，物と自分しか見えなくなってしまうのではないでしょうか。その結果，「これくらい盗ってもたいしたことない」とか「自分の万引きで傷つく人はいない」という歪んだ思考が起きやすくなっているのではないかと思います。これがクレプトマニア特有のものなのか，現代社会に一般的に蔓延している考えの歪みなのかは今後研究していこうと思います。

万引きが発覚したときには，家族や取り調べの警察官や検察官からは直接厳しい叱責や指摘を受けることがあるでしょう。そのやりとりの過程で，自分の行動が他人にどのような影響を与えたのかを知ることになります。直接の被害者である店の人と向き合う機会がなければ，自分の万引きが店にどの

ような被害を与えたのかを認識することができないのかもしれません。

　回復の過程では，自分がどう感じどういう体験をしたのかと同時に，万引きがどのような影響を他人に与えたのかについて深く考える必要があります。

第 5 章

クレプトマニアの
タイプ分類とケーススタディ

1. 病因による分類

　クレプトマニアは衝動性と強迫性で特徴づけられる疾患です。衝動性は「負の結果を顧みることなく，内的および外的刺激に対して急激かつ無計画に反応する傾向」と定義され，物質使用障害，パーソナリティ障害，双極性障害，ADHDにも見られます。強迫性は「不合理な行為や思考を自分の意に反してやらずにはいられないことで，満足感という喜びを得るためではなく，不安や苦痛を減らしたり防いだりすることを目的として反復的行動をとること」と定義され，強迫性障害，物質使用障害，パーソナリティ障害にも見られます。この衝動性と強迫性の強さの比率によって，クレプトマニアの症状の現れ方に違いが生じるのではないかと私は考えています。

　ゼルボとデリンガー（Erin Zerbo, & Emily Deringer）は次のように病因による分類をしています（The Behavioral Addiction. Michael S. Ascher, Petros Levounis, American Psychiatric publishing, 2015）。

① 嗜癖障害（依存症）モデル

　クレプトマニアと依存症，特に物質使用障害には次のような類似点が見られます。①負の結果をともなう行動であってもそれをしたいという衝動の存在，②その行為の直前やその衝動を拒んでいるときに緊張の高まりを感じること，③その行動の最中に歓びや安堵といった感情体験があること，④その行動の後には衝動が減退すること，⑤数時間から数週間のうちに同じ衝動が再度起こること，⑥外的刺激（場所や物）に反応すること，⑦内的刺激（退屈，ストレス，不快気分など）が衝動の引き金になること。

　今後，脳科学的な研究が進めば，神経生物学的共通点がさらに明らかになると思われますが，現時点でもクレプトマニアには脳内のセロトニン作動性，ドーパミン作動性，オピオイド作動系の回路が関与していると言われています（DMS-5）。窃盗行動の減少に唯一オピオイド作動薬であるナルトレキソンが有効であるという報告があり（pp.116〜117），このことも依存症モデル

を裏付けるものだと言えます。

② 強迫性障害スペクトラムモデル

クレプトマニアには，盗みに対する耐え難く制御不能な衝動があることと，そうした衝動を拒むことで不安と緊張につながるという特徴があります。強迫性障害においても，望ましくない儀式を過度に行ってしまう制御困難な衝動があり，この儀式を実行しなければ不安が高まるという特徴があります。

③ 情動スペクトラム障害モデル

抗うつ薬に反応する精神疾患を総称して「情動スペクトラム障害」という概念があります。これにはうつ病，パニック障害，強迫性障害，過食症，偏頭痛，過敏性大腸炎，多動衝動型ADHDなどが含まれます。このモデルの根拠として，クレプトマニアにおける不安障害とうつ病の合併率が高いこと，窃盗行為によってうつ症状が緩和されるという報告があることなどが挙げられています。

④ ADHDモデル

ADHDの中にクレプトマニアと診断されるケースが見られます。ADHDの特徴である衝動性と目先の刺激に反応しやすい傾向はクレプトマニアの衝動を起こしやすいのではないかと推測されます。今後の研究が待たれる分野です。

⑤ 器質性モデル

閉鎖性頭部外傷においてクレプトマニアが発症した症例や，クレプトマニア発症前にてんかんや前頭側頭型認知症が発症していたという症例が報告されています。また，抗うつ薬であるSSRI（選択的セロトニン再取り込み阻害薬）の副作用として窃盗行為が現れたという報告があります。

グラントとキム（Grant & Kim, 2003）はクレプトマニアを次の3つのサブタイプに分類しています。①衝動によって突き動かされるタイプ（およそ

50％）；このタイプは外的刺激が引き金になる場合が多く，物質使用障害に最も近い，②退屈，寂しさ，不安，悲しみ等の情動の状態によって突き動かされるタイプ（およそ10％）；上記の情動スペクトラム障害タイプと考えられますが，不快感情からの解放を渇望する物質使用障害患者とも似ています，③衝動と情動の両方を体験するタイプ（およそ40％）。

2. 合併症による分類

クレプトマニアには合併症が多いのが特徴です。ゼルボとデリンガーの文献によれば，生涯にわたる合併率は以下のように報告されています。

感情障害	45〜100％
不安障害	60〜80％（以上；Grant et al., 2002）
強迫性障害	0〜6.5％から45〜60％（Grant, 2006）
物質使用障害	23〜50％
他の衝動制御障害	20〜46％（Grant et al., 2010）
摂食障害	10〜44％（Presta et al., 2002）
パーソナリティ障害	43％（Grant, 2004）

本書では合併症による分類を行い，それぞれの事例を提示し，解説していきます。

なお，事例はいくつかのケースを組み合わせて作ってあります。

3. 事　例

事例1　①合併症なし，60代女性

　Aさんは一人娘として育った。父は内弁慶で酒を飲まないと話ができない性格で，酔うと母に暴力をふるった。Aさんは子どもの頃から父の暴力から母を守ろうとした。母には「こんなことは家の恥だから誰にも言ったらダメ」と常に言い聞かされていた。Aさんは母に言われた通り，誰にも悩みを打ち明けたことがなかった。生真面目な性格で規則違反をしたことはなかった。仕事も真面目にこなした。子育ての時期以外はずっと仕事をしていた。娘が大きくなっても娘に悩みを相談することはしなかった。「大丈夫」「心配ない」が口癖だった。

　Aさんの万引きは20代の終わりに始まった。店に入って盗れそうだなと思える状況があれば，万引きするようになった。これまで5回検挙され一度服役した。服役後は一人で外に出ないようにしていた。後悔と反省の気持ちが強かったし，万引きしようという気持ちもまったくなかったので，しばらくしてもう大丈夫かなと思い，一人で買い物に行くようになった。そのうち，一人で買い物に行ってももう大丈夫だと思うようになった。店に入るときは万引きせずに買って帰るんだといつも心に言い聞かせていたが，ある日安売りの商品を見ているうちに，万引きしてしまった。一度万引きが始まると止まらなくなり，二度目の服役を経験した。服役後半年間は，万引きしなかった。周囲から厳しく注意されていたし，家から出ないようにしていた。毎朝，起きたときには「刑務所には二度と行きたくない」「万引きしないようにきちんとしないといけない」と仏壇に手を合わせ誓っていた。買い物は必ず家族がついて行き，Aさんも一人で車で出て行かないと決めていた。家族もAさんがわからない場所に車のカギを保管していた。半年が経過するうちに，どこに行くのも夫がついてくることに次第に窮屈さを感じるようになった。頭ではそうすることが当然で，不満を持ってはいけないとわかってはいたが，

もやもやした気持ちが続くようになった。

　その日，珍しく夫が昼寝をしはじめた。ふと，「今なら一人で出かけて
もわからないだろう」「行けそうだ」と思った。そう思った瞬間，「こっ
そり行って盗ってこよう」という考えが浮かんできた。すると「早く行
かなきゃ」「早く行って盗ってこなきゃ」「行かなくちゃ。行かなくちゃ」
という気持ちになった。車のカギを探し当て，車に乗った。短時間で帰っ
てこなければと考え，車で5分ほどのところにあるスーパーに行った。服
役したことや万引きしたらどんな事態になるかはまったく頭になかった。

> 解説　Aさんの万引き行動は，繰り返すうちに「盗れそうな状況」が
> ほぼ唯一の引き金となって起きるようになっていたと考えられ
> ます。その背景には幼少時から身につけてしまった「精神的苦
> 痛を我慢し，誰にも相談せず，一人で抱え込む」という対処法
> が色濃く存在していることがわかります。万引きしないために
> もこの対処法が用いられました。我慢して気持ちを抑圧する毎
> 日で，Aさんの内的要因が次第に強くなっていった結果，万引
> き行動によって「緊張と弛緩」を得ようとする衝動が起きてし
> まったのだと考えられます。今回の万引きは，夫が昼寝した状
> 況に「今なら店に行って万引きしても夫に見つからない」とい
> う反応から始まっています。この時点でクレプトマニアの衝動
> が作動したと考えられます。その後は衝動制御障害による行動
> が進行していきます。侵入的思考が始まり，強い強迫性が現れ
> ています。理性的で現実的な思考は停止しています。

事例2　①合併症なし，60代男性

　Bさんは8人兄弟の長男。中学1年のとき，父が病死した。自営業を母
が一人で営むことになったため，Bさんは学校から帰ると家業を手伝う
ようになった。土日も一日家の仕事をするので，家で勉強する時間も友
人と遊ぶ暇もなかった。長男の自分ががんばって働いて，妹と弟を大き

くしてやらないといけないと考えていた。高校卒業後就職。仕事にやりがいを感じ，一生懸命働いた。40歳の時に異例の昇進をしたが，真面目で正義感が強く，職場のなれ合いの雰囲気に嫌気がさして，45歳のときに転職。その仕事に次第にやりがいを感じることができなくなり，悩んだ末に55歳で退職。

　退職する1年前に，初めて万引きした。小さい商品を1個ポケットに入れた。その時に経験したハラハラドキドキした感覚だけが強烈に記憶に残った。正義感が強く，曲がったことが大嫌いであることを自負していたBさんだったが，そんな自分が万引きしてしまったことに自分でも驚き，ひどく後悔した。二度とやってはいけないことだと自分を諫めた。その後，万引きすることはなかったが，退職後に，再び万引きをしてしまい，止まらなくなった。

　入店前には買って帰ろうと思っているが，店の中にいるうちに万引きしてしまうようになった。盗らないようにしようと店にできるだけ行かないようにしていたが，ハラハラドキドキの経験を求めて，足が店に向かってしまうようになった。午前中は冷静で，現実的に考えることができた。服役したことも強く意識しているし，もう2度と服役したくないと考えている。ところが，午後になるとそれまでの自分ではなくなってしまう。何か盗りたくなる。徐々に緊張感が出てくる。そのころには過去のつらい経験は頭から消えている。なにかに導かれているかのように店に行く。万引きが危険なことだということはわかっているが，自らその危険に近づいていく，その危険を自ら求めているとしか考えられないと思った。冷静な自分から見て，これはおかしいと考えるようになった。

解説　　Bさんの場合は，万引きによって引き起こされるハラハラドキドキ感（という極度の緊張とその後の弛緩）を得たいという衝動が起きています。危険な行動をあえて行うことでその感覚を得ようとする行動だと考えられます。AさんもBさんも今回の万引きは第5章で説明したBタイプのクレプトマニアです。

事例3　②摂食障害合併，30代女性

　Cさんは長女として生まれた。弟が一人いる。物心ついたころから母親の愛情を渇望していたと言う。いつのまにか「自分は弟のように愛されていない」という強固な信念が形成された。小さいころから聞かされていた「どうせあんたは嫁に行く子だから，愛情とお金をかけるだけ損」「あんたは橋の下で拾ってきた」という母親から聞いた言葉が頭から消えなかった。両親は不仲で，Cさんはいつも母親の愚痴の聞き役だった。いつ母親に叱責されるのかといつもびくびくしていた。お金が何よりも大事だという信念も幼いころに身についた。高校生でアルバイトを始め，お金に対する執着心は徐々に強くなった。母親のような体形にはなりたくないと，18歳から過激なダイエットを始め，20歳には過食と嘔吐が習慣化した。29歳で結婚するまでは過食・嘔吐が続いた。好きなものを好きなだけ食べているときだけが幸福感を感じることができ，嫌なことをすべて忘れることができた。太りたくないので食べたものはすべて吐いたが，吐いているときはひどく惨めな気持ちになった。自分が汚れた人間のように感じた。

　20歳の時に初めて万引きした。24歳からは過食する食品を万引きするようになった。過食・嘔吐していることは誰にも相談できなかった。毎夜，万引きしたものを過食し，嘔吐した。自分が人間ではないように感じ，自分が生きている意味も見いだせなかった。

　万引きする前と万引きしている最中はドキドキして落ち着かない気持ちになるが，捕まらずに店を出たときの安堵感，満足感，達成感が気分をすっきりさせてくれた。家に戻って盗ってきた食品を眺めると幸せな気分に浸れた。物がたくさんあると幸せだった。それらを過食して，吐いてしまうとひどく後悔して，落ち込んだ。万引きをして後悔する夢をよく見た。しかし，翌朝になると盗った時の快感が忘れられず，「万引きはダメ」という考え以上に，「盗りたい」「盗らなきゃ」という気持ちが強くなる。毎日何を盗むかばかり考えるようになった。万引きをしない日は落ち着かず，イライラするようになった。盗るものも化粧品と食品

に限定されていたのが，最近では盗れるものなら何でもよくなった。必要ないものでもたくさん万引きできた日は達成感と満足感で心が浮き浮きした。万引きしたものを部屋にため込むと安心した。それを使用して1個でも減ると，強い不安感と恐怖感が沸き起こり，1個補充することでは解消されず，何個か余分に補充しないと気持ちがおさまらなかった。自分は死ななければ万引きは止まらないのではないかと絶望感を抱くようになった。

解説　過食する人の場合，消費する食料品があまりに多く，お金が足りなくなるから万引きするのだという見方があります。その要素は否定しませんが，あまりに一面的すぎる見方です。それだけの理由で万引きを繰り返すでしょうか？

摂食障害合併の人の盗もうとする衝動はクレプトマニアの中でも最も強力ではないかという印象を私は持っています。摂食障害の摂食行動は人間本来の「食べる」という行為ではなく，心の空虚感を食品で満たす（詰め込む）行為だと考えています。食料品だけでなく，すべての商品はその空虚感を満たしてくれる物（愛情の代理品）になっていきます。しかし，本質的に物では満たされることがないがゆえに，物に対する執着が必然的に強くなっていきます。摂食障害特有の枯渇恐怖，ため込み衝動がそこから生まれます。クレプトマニアは「緊張と弛緩」による解放感や安堵感を獲得する行動です。その上に物が手に入るという強い満足感も加わります。

摂食障害が合併した人にはカートや買い物かごに商品を満載してそのまま店を出るという万引きの仕方をすることがよく見られます。もちろん，「なにか一つ万引きしないと気が済まない」という衝動でポケットに小さな商品を一つ入れる人もいますが，一つ商品をバッグに入れ始めると，「もっともっと」となり，バッグに入りきらなくなるまで入れるのが止まらないとい

う人が少なくありません。

　先に紹介した合併率のデータでは摂食障害を持つ人における推定併存率は10〜44％で，拒食症（神経性やせ症／神経性無食欲症）よりも過食症（神経性過食症／神経性大食症）のほうが多いとされています。摂食障害が治らないと万引きは止まらないと考える患者さんは多いですが，私はまず万引きしないための治療を優先すべきであると考えています。そのうえで，摂食障害の治療を並行して続けることが良いでしょう。万引きは一度始めると繰り返してしまい，最終的に捕まるところまで行きついてしまいます。逮捕されることですべての治療が中断してしまいます。

事例4　③アルコール依存症合併，60代男性

　Dさん。高校卒業後，家業の農業に従事した。その後，就職し仕事を三度変わったが，いずれも飲酒による問題で退職している。結婚後は農業をしながら両親と同居。大勢の家族で暮らしていたが，嫁姑の確執がひどく，それぞれの愚痴を聞くことが嫌で，飲酒で紛らすようになり，飲酒量が次第に増えた。Dさんはもともと人見知りで，人に気軽に話しかけられない。自分の殻に閉じこもる性格で，話ができるのは妻だけであった。40歳の時にアルコール依存症専門病院に入院し，自助グループに参加するようになり，飲酒が止まった。その後，睡眠薬と市販の鎮痛薬を乱用するようになり，鎮痛剤を万引きするようになった。入院治療で鎮痛剤の乱用は止まったが，万引きは続いた。

　Dさんが万引きするのはスナック菓子とバイク用品に限定された。スナック菓子はもともと大好きで，特にこだわりのある銘柄があった。その菓子は常に常備していないと気が済まない。食べて数が減ると不安になり，相当な数を確保してやっとその不安がなくなった。そのため，自宅にはそのお菓子が山のようにストックされた。バイク用品も同様である。過去何度も万引きで捕まっているので，店に入るときは絶対に買っ

て帰ろうと思っているが，店に入って商品を眺めているうちに，いつの間にか万引きしてしまっていた。

　その日，仕事が終わり，帰宅する前に職場の近くのスーパーに入った。自分の好きなお菓子がどれくらい置いてあるのか見るだけのつもりだった。来たことがない店だったので，どこにあるのか探して歩いていた。お菓子のコーナーに行き，棚に置かれているお菓子を見ているうちに胸がドキドキしてきた。お目当てのお菓子を見つけたときには頭が真っ白になった。どんどん胸がドキドキしてきた。頭の中は「盗らないといけない」「隠さないといけない」ということしかなかった。お菓子をポケットの中に入れた。「早く店を出ないといけない」と焦って店を出たところで，店の人に腕をつかまれた。そのとき「しまった。またやってしまった」と我に返った。店内に入ってしばらくした時点で，自分が今執行猶予中であることは頭から消えていた。

解説　アルコール依存症は飲酒を適切にコントロールすることができなくなり，依存症の進行とともに反復性，衝動性，強迫性，貪欲性，有害性が顕著になっていく疾患です。治療などによって飲酒が止まった後も，有害性と反復性は改善するものの，その他の3つの要素はその人の精神的な傾向として残っていきます。なにかをきっかけに再度依存行動が始まれば比較的早期に重症化してしまう理由のひとつです。ほかの依存行動に移行することは「クロス・アディクション」と呼ばれます。そのことを認識し，回復するためにこれらにしっかり対処する必要があります。Dさんの場合，飲酒が止まり，鎮痛剤の乱用が止まったのちも万引き行動が断続的に続いていたために，この3つの要素は改善されることなく保持されていたと考えられます。

　　悪い結果を招くが一時的に緊張や不安を回避できる行動への渇望があること，依存行動が達成されない限り高まる緊張感があること，依存行動達成によって急速に，一時的に渇望は減弱

すること，依存行動達成によって真には充足しない（これを「充足パラドックス」と言います）ため，必然的に渇望は再発すること，渇望を誘発する外的な刺激と内的な刺激（不機嫌，怒り，寂しさ，退屈，欲求不満など）があること，病初期には行動の際に快感を伴うが，病気の進行とともにその感覚は薄れていくことは物質使用障害とクレプトマニアの共通点です。

　物質使用障害も窃盗症もその病的行動の本質は衝動制御障害であり，脳内報酬系に機能障害が起きていることが共通点です。脳内報酬系は（ほかの章でも出てきますが，大切なところなのでここでも説明を繰り返しておきます）報酬系の中枢である『A10神経』と呼ばれる部位と『前頭前野（理性中枢）・扁桃体（感情中枢）・帯状回・視床下部・側坐核（快感中枢）・海馬』が相互に情報をやり取りして興奮させたり抑制したりするネットワークのことです。渇望が起きる状況が反復することによって，依存行動は起きやすくなり，同時にその行動への抑制力が低下します。これが脳内報酬系の機能障害です。その結果，目前の報酬（自分の欲求が満たされること）へのこだわり・とらわれが強化され，その後のネガティブな結果や損失の過小評価が起き，理性的で現実的な思考で行動を制御できなくなります。この行動パターンはアルコール依存症にも薬物依存症にも窃盗症にもすべて当てはまります。Dさんの場合，物に対する欲求が病的に肥大しており，これが万引き衝動と結合しています。

　Dさんがこれまで盗ってきたのはスナック菓子，バイク用品に限定されています。これらはすべてDさんがその時に欲しいと思っていたものですが，その背景にある物に対するとらわれによる病的な欲求の存在を考えなければなりません。この病的な欲求は摂食障害の人が持つ枯渇恐怖と同質であると考えられます。Dさんには，ため込み衝動も見られます。これらの衝動とクレプトマニアの衝動が連動していると考えられます。

事例5　④解離性障害合併，40代女性

　Eさんは小さいころから父の暴力を日常的に受けていた。母は仕事で忙しくほとんど家にいなかった。幼稚園のころから家事をするよう言われ，弟や妹の世話もしていた。小学生の時から新聞配達も始めた。すべて父の命令だった。逆らうと殴られ，暴言が続くので拒否できなかった。いつからかはわからないが，記憶が飛ぶことがよくあった。気が付いたら何時間も経っていた。誰にも相談できず，ずっと隠していた。

　中学2年生の時から市販の頭痛薬や風邪薬を常用するようになった。この頃には自分の本心を言わずに相手に合わせたり，愛想笑いが無意識に出るようになった。高校に入ってからは心療内科で処方される睡眠薬や抗不安薬を大量に服薬するようになった。たくさん薬を飲むと嫌な気持ちが薄れて気分が晴れた。高校卒業後，就職。成人してからは市販薬・処方薬に加えてアルコールも飲むようになり，記憶がなくなることが多くなった。頭がぼうっとして薬が効いてくると自信とやる気が出た。薬の効果が切れると不安になり，手元に薬がないと落ち着かなくなった。薬であればなんでもよくなった。たくさん服用することで不安が消えた。万引きは20歳で始まった。22歳で初めて逮捕され，その後何度も逮捕された。万引きする時はいつも大量に服薬した後だった。自分では薬をたくさん飲むので万引きしてしまうのだろうと思っていた。

　Eさんの一日のスケジュールは分単位で決められていた。それをきちんと守らないといけないという強迫観念があって，1分ずれてもダメだった。予定通りこなせないと必ず父の叱責する声が聞こえ，その後数時間は記憶がなくなった。自分が何をしたのかまったく思い出せなかった。気がついたときに，知らない街の駐車場に車を停めていたこともあった。予定のない時間は恐怖だった。なにをしていいのかわからない状態は苦痛と，恐怖だった。

解説　Eさんは初診時，クレプトマニアと薬物依存症と診断したのですが，面接を続けていくうちに解離症状があることがわかりま

した。自分なりになんとかして虐待の記憶を消そうとしてきた
こともわかりました。その苦痛のために大量の薬が必要だった
と考えられます。Eさんの診断については，ICD-11で発表され
た「複雑性PTSD」が最も適切ではないかと考えています。

　Eさんの万引きは風邪薬，鎮痛薬，抗不安薬等の大量服用時
に起きていました。Eさんの万引きは，店内に入り商品を見て
いるうちに「これは子どもが欲しがっていたものだな」「これは
お菓子を作るときに使えるな」「これいくらするのかな，計算す
るの面倒だな」などと思った瞬間に商品をバッグに詰め込むと
いうものです。なにをどれだけバッグにいれたかはまったく記
憶していません。

事例6　⑤強迫性障害合併，40代男性

　Fさんは4人兄弟の長男。高校時代に強迫性障害を発症。自分で振り
払えない考えにとりつかれ，過剰で儀式化された手洗い，入浴，戸締り
などの強迫行為が見られるようになった。強迫性障害を発症してから収
集癖が始まり，無料配布のものを持ち帰るときも1個では満足せず，2個
3個と持って帰り，部屋は持ち帰った物であふれていた。大学に入学し
たものの，強迫症状が悪化し，日常生活に支障をきたすようになり，大
学に行けなくなった。入院治療によって強迫症状は改善し，大学に復学
した。その後，万引きが始まった。

　最初の万引きは本屋で文庫本を1冊盗んだ。お金は数万円持っていた
が，捕まらないだろうかという恐怖感とスリル感が大きく，捕まらなかっ
た時の達成感はそれまで味わったことのない感覚だった。盗った本を読
むことはなかった。盗ったものを見るだけで罪悪感がわき，気持ち悪く
なった。幼少時からあった劣等感は強まり，自分は落ちこぼれだと考え
るようになった。大学を中退した後，仕事を転々としたが，万引きは続
いた。万引きの頻度は増え（最初は半年に1回程度であったのが，週2回
に），手口も次第に大胆になっていった。30歳の時に服役。出所して3カ

月後に万引きが再開。

　店に入って商品をしばらく見ていると，ある商品が気になり始める，これを盗んで捕まったら大変なことになるということはわかっていても，その商品から目を離せない。頭の中でなにかがカチッと音を立てる感覚があり，それがおきると他のことが何も考えられなくなり物を盗る行動しかできなくなった。盗った後の爽快感や満足感はなく，後悔しかなかった。万引きを繰り返す自分が恥だと思った。盗ったものは部屋の段ボール箱に入れて放置された。

| 解説 | 強迫性障害とクレプトマニアが合併した場合，強迫観念によって行動せざるを得なくなってしまうメカニズムが万引きにも同様に働いてしまうのかもしれません。危険なことだとわかっているが，その危険なことから目を逸らせなくなり，逆にあえてその危険な行動をやらずにはいられないような衝動によって万引きしてしまうのではないかと考えられます。 |

事例7　⑥うつ病合併, 50代女性

　Gさんは3歳の時に母が死亡したため，7歳まで祖母に育てられた。7歳の時に父が再婚。継母からはひどい虐待を受けた。父との再婚後に生まれた弟とは露骨に差をつけられた。欲しいものは何一つ買ってもらえなかった。高校に行きたかったが，両親に反対されたため，寮のある病院に就職し，看護師の資格を取ることにした。その寮で初めて温かいご飯を食べた。薄給の中から毎月家に仕送りしなければならなかった。ほとんどお金が残らないので化粧品を買ったこともなかった。看護師として20年以上勤続。結婚し，子どもも生まれた。夜勤が多く，激務であったが，一生懸命働いた。過労と家庭内でのストレスなどが重なり，10年前にうつ病を発症し，退職。ちょうどそのころ知人にだまされることがあり，人間不信に陥った。思いつめて，自殺を考えるようになり，通院治療するようになった。このころからGさんの万引きが始まった。

　店で自分の好きな色の服を見ていたときに初めて万引きした。売り物のバッグにその服を入れた。その後も他の商品を次々に入れた。自分のものばかりではよくないかなと思い，夫のために食料品をバッグに入れた。商品をバッグに詰めているときはドキドキした。必死だった。周囲のこともまったく気にせず，ひたすら商品を詰めていた。店を出たときに店に人に呼びとめられた。ひどく後悔した。お金を持っているのにどうして盗ったのだろうと思った。夫に叱られ，もう二度としないと誓い，買物は必ず夫と行くようにした。

　その半年後に再び万引きした。その日，夫と買い物に行った。夫が店のトイレに行った。夫がトイレから出てくるまでは動かないようにしておこうと思っていたが，近くの店に置いてある雑貨を眺めているうちに胸がドキドキしてきた。気が付いたら小物雑貨を1個ポケットに入れていた。トイレから出てきた夫に，様子がおかしいと言われた。なにかあったのかと聞かれたが，本当のことを言えなかった。

　|解説|　この章で紹介している症例を読んでいただくとおわかりかもしれませんが，強いストレスを抱えて長年生きてきた人ばかりです。被虐待体験や信頼していた人からの裏切りを経験した人も多くいます。辛い気持ちを誰にも相談できず，一人でなんとかがんばって生きてきた人たちです。自分の気持ちを押し殺したり，我慢することで対処しようとしています。Gさんもそうでした。こういった心理状態にある人が万引きしてしまうと，「緊張と弛緩」という大きな落差が快体験として記憶されるのではないかと推測されます。その感覚が日常生活では体験することのできない強烈なものであればあるほど，人はそれに嗜癖してしまうのかもしれません。

　　脳におけるセロトニン作動性，ドーパミン作動性，オピオイド作動性のすべての経路がクレプトマニアに関与していると考えられています。血小板セロトニントランスポーターにセロト

ニン作動の機能不全があることがわかっており，クレプトマニアの中でも症状の強い人に見られる高い認知的衝動性[注1]は，セロトニンシステムに関係しています（Grant et al. 2010）。うつ病にはセロトニン機能不全が見られますので，それがクレプトマニアに何らかの影響を与えているかもしれません。また，少数の事例報告ですが，SSRI[注2]の副作用としてクレプトマニアの症状が現れたという報告があります（Talih 2011）。

事例8　⑦買い物依存合併，50代女性

　Hさんは20歳で結婚。嫁ぎ先は大きな農家で，祖母，姑，舅，夫の弟と同居であった。祖母が一番の発言権を持っていた。Hさんに娘が3人生まれたが，女は跡取りにはできないという理由で，祖母には大事にされず，「母親に似て子どもの根性が悪い」と言われ続けた。夫は単身赴任していて，相談もできなかった。Hさんはストレス解消のために甘いものをたくさん食べるようになったが，今度は太ったことを祖母になじられた。誰にも悩みを打ち明けられず，気持ちを押し殺して毎日生活していた。実家の両親にも心配をかけたくないので黙っていた。

　26歳の時に実父が急死。多額の遺産を受け取ったが，夫の家族には秘密にしていた。そのお金で衝動買いをするようになった。たくさん買うと気持ちがすっきりした。買ったものを家族には見せられないので，車の中に隠しておくか，こっそり自分の部屋の押し入れに仕舞った。Hさんには物が捨てられない傾向があり，どんなものも捨てることができず，買ったが使用しない物が自分の部屋に溜まっていき，足の踏み場もない状態になった。

　Hさんの万引きは買い物するお金がなくなったころに始まった。最初

[注1]　衝動性の三因子の一つで，早い認知的決断のこと。あとの二因子は運動衝動性と非計画的衝動性で，前者は考えることなく行動すること，後者は先見性の欠如のことです。
[注2]　選択的セロトニン再取り込み阻害薬。抗うつ薬の一種。

のうちは万引きする前はドキドキ緊張していたが，次第に感じなくなった。捕まらずに店を出たときもなにも感じなくなった。自分はまるで万引きするロボットのようだと思った。店に入る前は盗ろうとも盗りたいとも思っていないのに，店内をウロウロしているといつの間にかバッグに商品をいっぱい詰め込んでいた。これまで万引きで7回検挙されている。買うものがはっきりしている時には万引きせずに買い物できるのに，目的もなく店に入って店内を歩いている時に限って万引きした。万引きしないように，財布には常に数万円入れていた。

　今回の万引きが起きた日，Hさんは職場で一日勤務していた。自分が納得する仕事ができず徒労感を長い間抱いていた。仕事が終わって，帰路についた。自宅に帰る途中にショッピングモールがあるが，店に寄ろうとも何か買って帰ろうとも考えていなかったのに，気がつけば車をショッピングモールの駐車場に入れていた。何も考えずに店内に入った。カートを押して店の中を回っていると，タイマーが目に入った。「これ職場で使えるな」「あったらいいな」と思いカートに入れた。通路の隅でそれらを持っていたビニール袋に入れた。車に向かう時に店の人に声を掛けられた。そのときにはっとした，またやってしまったと思った。

| 解説 | Hさんは先に買い物依存症を発症しています。買った物を使ったり所有することが目的ではなく，買うことそのものが目的の行動嗜癖です。クレプトマニアも盗った物を所持したり使用したりすることが目的ではなく，盗ることそのものが目的の行動嗜癖です。Hさんには一時期，食べることで自分の気分を変えようとする行動も見られています。物が捨てられないことも摂食障害で見られる枯渇恐怖，ため込み衝動の現れではないかと考えられます。必要ないものを買うことによって報酬効果を獲得するという病的な回路はHさんの万引きにも共通しているようです。

　Hさんに限らず，自分の心をどう満たしていくかということ |

が万引きを止めていくためには不可欠の課題です。

事例9 ⑧発達障害（ADHD）合併，10代女性

Ｉさんは小さいころからひどい癇癪持ちで，怒り出すと１〜２時間止まらなかったという。小学校の頃は忘れ物が多く，学校で注意されることが増えた。注意されてもできないのでよく廊下に立たされた。片付けはできず，机やカバンの中はいつも雑然としていた。中学生になると，友達とのトラブルが増えた。担任の先生に両親は「場にそぐわない言動が多い」と言われた。

小学５年の時に初めて万引きをした。仲良しだった子から，いっしょに万引きしようと誘われて断れなかった。何度かいっしょに万引きしたが，良くないことはわかっていたが，お金を払わずに商品が手に入ることが嬉しくもあり，複雑な気持ちだった。小学６年の頃から一人で万引きするようになった。中学１年の時に初めて保安員に捕まり，交番に連れていかれた。警察官と家族に注意され，その後高校に入るまでは万引きすることはなかった。高校１年の時におにぎり２個を万引きして捕まった。そのときは空腹だった。３年間万引きしなかったのに，なんでやってしまったんだろうと思った。両親の不仲のせいにしていた。心療内科にかかったほうがいいと勧められたが，嫌だったので行かなかった。自分でもうやらないと決めたら大丈夫だと考えていた。

それから万引きはしなかったが，大学入試の直前に万引きした。高校３年生になって化粧をするようになり，化粧品を買いに行った時に１個ポケットに入れて店を出た。それから化粧品をたびたび万引きするようになった。１個盗ると，あれも欲しい，これも欲しいという気持ちになって二点三点と商品をポケットに入れた。スリル感はない。緊張と不安しかない。手に取ってしまったらもう戻せなくなる。盗った後は苦しい。達成感も満足感もない。

解説　ADHDの衝動性がクレプトマニアの衝動に強く影響を与えているのではないかという点と，目の前に現れた刺激に反応しやすいADHD特有の傾向によって店内で商品という刺激を見ているうちに強く反応してしまい，他のこと（万引きしないと決めて店に入ったことや今自分が置かれている状況など）が意識から消えていきやすくなる点に特徴があるように思います。

4. 備　考

　他の依存症や行動嗜癖が原因で繰り返される万引き・窃盗があります。次のようなケースです。

①ギャンブル依存症が進行するなかで，万引きした商品を転売して現金に換え，ギャンブル資金にするケース。
②処方薬や市販薬の依存症になり，薬局で市販薬を繰り返し万引きするようになったケース。
③インターネット・オークションなどに出品することを繰り返すうちに，出品して買い取ってくれることがうれしくて，出店することが目的化（嗜癖行動化）してしまい，万引きしたものを出品するようになったケース。

　これらの場合，現金を得るため，自分が必要としている薬を得るため，出品する商品を確保するためという目的が明白です。万引きは一貫して「捕まらずに万引きする」という意図と計画の下で行われています。そのため，クレプトマニアとは診断されませんが，万引きの背景には依存症があります。これらの場合は，その依存症が回復すれば万引きは必要なくなりますので，それぞれの依存症治療が最優先されます。
　しかし，背景の依存症がありながら万引きを繰り返すうちに，万引き行為

そのものが報酬効果を与えるようになり，万引きすること自体が目的化すれば，クレプトマニアの発症だと考えなくてはなりません。その場合は，本書で提案している万引きを止める方法を実行することが必要になります。

第6章

万引きをどうやめるか
——考え方

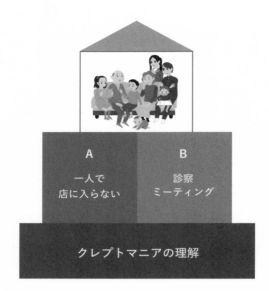

A
一人で
店に入らない

B
診察
ミーティング

クレプトマニアの理解

おだやかで平和な暮らし

　これが万引きを止めるための見取り図です。おだやかで平和な暮らしは万
引きしないことで得られます。この暮らしの一番下の土台はクレプトマニア
について深く理解することです。その理解があってはじめてAのブロックと
Bのブロックが安定します。2つのブロックのどちらかが欠けても暮らしは傾
きます。Aのブロックは「けっして万引きしないための方法＝一人で店に入
らないこと」の実践を表します。Bのブロックはカウンセリングとグループ・
ミーティングを繰り返すことによって万引きが必要としない人格に自分を変
えていきます。クレプトマニアの理解は勉強会に参加するなどによる学習を
続けることで深まります。

1.「決して万引きしないこと」が治療目標

　クレプトマニアの治療で最も重要なことは，治療を開始した時点から「**決して万引きしないこと**」を目標にすることにあります。病気だからという理由で万引きが許されるわけではありません。「クレプトマニアは治療がむつかしい病気なので，1回や2回スリップ[注1]しても仕方ない」という考えを採用することはできません。1回も万引きしないことが絶対的に必要です。一貫してこの目標をブレさせないことが止め方のカギです。患者さんへの助言もこの目標にかなったものでなければ意味がありません。

　クレプトマニアの場合，単発的なものであってもスリップは**絶対に**避けなければなりません。スリップが起きるのはどのような状況なのかを調べてみました。全例に共通するのは一人で買い物に行った時か，店内で一人になった時です。なぜそのような状況がうまれたのでしょうか？　その理由を挙げてみます。

- クレプトマニアであるという自覚がなかった（自分は病気ではないと思っていた）。
- 二度と万引きしないと固く決心しているから大丈夫だと思っていた。
- 自分の万引きがどんな状況下で起きるのかについて考えたことがな

[注1] スリップ（単発的な失敗）について。
　アルコール依存症や薬物依存症の当事者たちは，飲酒や薬物使用を止め始めてからなにかのきっかけで飲んだり薬物を使ったりしたときに「スリップした」という言葉を使います。スリップ＝すべった，という意味です。すべってちょっと転倒してしまったが，また起き上がって歩き出す＝飲酒や使用を止め始めるという意味で使われています。スリップしないにこしたことはありませんがスリップからは学ぶことが多いので（スリップを研究すれば，なにが引き金になったのか，今の自分がまだ対処できていないことは何なのかなどたくさんの大事なことがわかります），そこからたくさんのことを学ぶチャンスでもあります。一方，「再発」は一時的なものではなく，再び全人格〜全生活をまきこんだ飲酒や薬物使用が再開することを言います。

かった。

- 治療を受け始めていたが，自覚が薄かった。
- 治療を受けていたが，具体的な助言がなかった。
- サポートがなく，孤立無援状態だった（だから一人で買い物に行かざるを得なかった）。
- 家族に支援や援助を求めることに躊躇があった（これ以上家族に迷惑をかけるのは悪いと思っていた）。

　こういった理由から万引きが起きています。どの理由も防ぐことができます。そのためには，「今後二度と万引きしない」と明確に目標を設定することが必要です。それを実現することが最優先課題です。二度と万引きしないことは実現可能です。

2. 決して万引きしない方法

① 一人で店に入らない

　決して万引きしない方法について考えてみましょう。

　万引きするときの外的な条件は，①一人で店に入っていること，②店内を見て回っていること，③周囲に人がいないなど，万引きが見つからない状況があること，の3点です。店内で人目につかない場所は必ずありますので，③については対処することができませんが，一人で店に入って店内を見て回っているときに万引きが起きるのですから，①と②の条件を排除することができれば万引きは100％防げます。つまり，「決して一人で店に入らなければ万引きは防げる」ということです。これが決して万引きしない方法です[注2]。

　誰かと一緒に店に入ればそれだけで万引きが防げるかと言うと，そうではありません。同伴者がトイレに行き一人になった時に万引きしてしまったなど，同伴者がいても状況によっては万引きしてしまうケースがあります。同伴者は常に横にいて離れないなどの注意が必要になります。手抜きのない完

全な環境整備が必要です。同伴の仕方については次の章で詳しく説明します。

万引きしないためのさまざまなアイデア──その程度では防ぎきれない

　当事者の方たちは万引きしないようにさまざまな方法を考案してきました。

- 買うもののリストを作っておいてそれだけを買って出てくる。
- 財布だけ持って店内に入る。
- 盗ったものを入れるカバンや袋を持たない。
- わざと目立つように派手な服装を着ていく。
- 透明なバッグを持っていく。
- ポケットのない服を着ていく。
- 利き手でないほうの手を使って品物を扱う（常に意識して店内を動くという目的）。
- 手提げ袋だと簡単に物が入れられるので，背中に背負うデイパックにする。
- 店に入る前に家族に電話して，万引きしないことを誓う。
- 店内では携帯電話で誰かと話しながら買い物する。

　問題は果たして，これらの方法で万引きを**100%防ぎきれるか**ということです。

　クレプトマニアの臨床像の章で説明しましたが，クレプトマニアの衝動は極めて強力です。買い物リストを持って店に入ったが，ついつい安売りのコーナーを見ているうちに万引きしてしまったとか，カバンは持って入らなかったがポケットに（あるいは腋の下や服の下に）入れて万引きしてしまったと

［注2］今後万引きしないためにはさまざまな方法と努力が必要です。万引きしない環境を作ったうえで，心の問題にとりかかります。後者については後程詳しく説明していきます。何から始めるかということでは「絶対に万引きしない暮らし方」の開始です。治療が進んでないので万引きしてしまった，ということを避けなければなりません。そのために鉄壁の方法が必要です。

いう実例はたくさんあります。上にあげたどの方法も役には立ちますが、**完璧に万引きを防ぐ方法ではありません**。一人で店に入って万引きの衝動が起きたときにはこれらの方法ではとうてい防ぎきれないと理解・納得することが必要です。

　これらの方法と「決して一人で店に入らないこと」を同列に考えてはいけません。万引きしないためには**絶対に**必要なことです。「できるだけ一人で入らない」「可能な限り一人で入らないようにする」ではダメなのです[注3]。

「一人で買い物に行って万引きしなかったからもう大丈夫」が危険

　「家にいるときも盗りたい欲求や衝動が出てこないし、店に行っても万引きしようという考えがでてこない。試しに一人で店に入ってみたが、万引きせずに買い物できた」ということをどう見るかが問題です。この現象を正しく分析しないと万引きが起きてしまいます。

　万引きの欲求や衝動が出ないことは望ましいことです。が、それが回復が進んでそうなっているのか、ただ単に刺激を受けていないから欲求や衝動が起きていないだけなのかを区別しなければいけません。たまたま衝動が起きていないだけなら、危険な行動を繰り返していることになります。この点を考慮することなく、「欲求が出ないから、もう大丈夫」となってしまうことが危険なのです。条件がそろっていないから衝動が起きていない、その結果万

[注3] しつこいくらいに「一人で店に入らないこと」を強調しているとお感じになるでしょう。治療が始まった後に万引きをしてしまった患者さんたち全員に共通していたことはただひとつ、一人で店に入ったことでした。検挙された人も検挙されなかった人もいますが、一人で店に行くようになれば間違いなく検挙されるまで万引きは止まらないでしょう。これまでクレプトマニアの治療を続けてきて、痛感していることです。どうして一人で店に入ってしまったのかと聞くと、どの人もやむにやまれぬ事情などありませんでした。ちょっとした理由です。治療を始めたすぐはクレプトマニアの衝動の激しさはまだ理解できていません。いったん衝動が起きれば途中で行動修正できないことはわかっていません。前頭葉優位の脳が辺縁系優位にあっという間に切り替わって、店に入る前に持ち合わせていた理性や現実感は吹き飛んでしまいます。クレプトマニアについての十分な理解が進むまでは、納得いかなくても理由が十分わからなくても、これだけは守って毎日を暮らしてほしいという、治療者の叫びだと思って読んでください。

引きが起きていない状態は"見せかけの回復"です[注4]。これにだまされて，一人で買い物に行くことが当たり前になってしまい，なにかの折に条件がそろい万引きしてしまったという実例をたくさん見てきました。

　万全を期すことが必要です。

　回復が進んでいるのか，条件がそろっていないから万引きの衝動が起きていないだけなのかを見分けることは残念ながら現時点では不可能です[注5]。危険な橋を渡らずに，万引きできない環境を崩さないことが重要です。

2　その方法は実行可能か？
一人で店に入らないことは難しいことではありません

　一人で買い物することを当たり前にやっていたときには，買い物に行かないことなどとてもできない，不可能だと思うかもしれませんが，実際やってみればなんということはありません。要は「そんなこととてもできない」という決めつけを外すことです。相手に迷惑をかけるので一緒に買い物について行ってもらうことを頼みにくいと考える人もいますが，何が一番の迷惑なのかを考えてみれば答えは明白です。再び万引きしてしまうことのほうがは

[注4] アルコール依存症で入院治療を開始した患者さんたちの多くが「入院してから不思議と飲酒したい気持ちがなくなった」と言い，「もう飲みたくなくなったので，退院しても大丈夫」だと考えて，早期に退院してしまう人もいます。入院してアルコールのない環境，飲酒する可能性がない環境に入るだけで飲酒欲求は出てこないものです。飲酒欲求は消えてしまったのではなく，飲酒欲求を刺激するものがなくなった結果，欲求が出なくなっているだけなのですが，依存症のことがある程度理解できるようになるまでは，このことが理解できません。人間は感覚・実感を大切にする生き物なので，今自分が感じないことを「もう飲みたい欲求がなくなった」と勘違いしてしまいます。これと同じ現象だと考えられます。

[注5] 衝動は外からは見えません。作動したときに初めて行動という形で見えるようになります。第5章で説明したように，クレプトマニアの衝動は見つからないと思われる条件があるときに作動します。アルコールや薬物依存症の場合は目の前に置かれた時に欲求や衝動を感じるかどうかしらべられますが，クレプトマニアの場合，確認しようがありません。誰かに遠くから観察してもらうという方法も，「観察されている」ということが衝動を作動させない条件になっている可能性が大です。

るかに周囲に迷惑をかけるのです。その意味で，買い物の仕方を180度変えるということは，その人が当たり前だと思っている考え方を点検し，修正していくことです。これは，最初にクリアしなければならない決定的に重要な課題です。

クレプトマニアという病気を知り，理解することが不可欠

　万引きをしない最も確実な方法はまったく店に入らないことです。そうすれば万引きする条件はなくなります。そこまでやらないといけませんか？　と聞かれることがあります。二度と万引きしないことが目標なら，そこまでやらなければなりません。

　クレプトマニアの場合，盗もうとする衝動がいつどのように出るかを予測することができません。100回店に入って99回万引きしなかったからよいという問題ではありません。100回しないことが必要です。ですから，店に買い物に行かなくても済む方法を見つけることが大切になります。買い物に一人で行くことが唯一の楽しみだったという人にとっては厳しいことですが，その楽しみはあきらめなければなりません。なぜなら，万引きする危険を排除するためです。実行するためには病気の理解とそうすることの納得が必要です。

　買い物に行かなければならないと思った場合でも，まず本当にどうしても行かなければならないかどうかを検討してみてください。周囲の協力を受けたくないとか，これ以上家族に迷惑かけたくないなどの理由でそう考えるのであれば，それは大きな間違いです。当事者も家族も関係者も実現したいことは万引きしないことに尽きます。そのうえで，どうしても買い物に行く必要のある場合は，事情を知る人に同伴してもらうこと，同伴者は店内で決して**横を**離れないこと，買いもののリストを作りそれだけを買い，できる限り短時間で店から出ることを実行してください。それほど店内でいることに危険が伴うのがクレプトマニアという病気です。「普段の自分は二度と万引きしたくないし，万引きしないとはっきり思っているのに，一人で店に入っているうちにいつの間にか万引きしてしまう」という不思議な行動を理解しなけ

ればなりません。万引きの衝動が作動したときには，現実的で理性的な思考が停止し，「普段の自分とは違う自分が現れる」ということが起きるのです。万引きが起きるのはこの認識が緩む時だと言っていいでしょう。

我慢や辛抱ではうまくいかない

なぜ一人で店に行かないのかの理由を十分理解せずに，我慢や辛抱だけでやろうとしても長続きしません。万引きしないように家族が監視するという方法も現実的には不可能ですし，監視するという行動はかえって本人にストレスを与えることになります。そして，そのストレスがクレプトマニアの衝動を刺激して，万引きを起きやすくてしまいます。繰り返しますが，病気を深く理解することと納得することが秘訣です。

一人で買い物に行かないことに疑問や不満が出ないことが大事です。「毎回買い物について行ってもらうのは家族に迷惑をかける」と思ったり，万引きによって家族関係が悪化して気軽に頼めないときに一人で店に行ってしまい，万引きしてしまったという実例もたくさんあります。誰かと一緒に行くと自由に買い物できないので嫌だと抵抗感が強い人もいます。一回一回の買い物で少しずつ不満をため込んでいくと，それが蓄積して最終的に「一人で買い物に行ったほうがましだ」と考えるようになりかねません。それがいかに危険な行為かは再三説明してきました。一人で買い物に行くようになると，危険という感覚が麻痺していきます。

こうして見てくると，万引きしないために買い物の仕方を根底から変えるということが必要だということがおわかりかと思います。それと同時に，一緒に買い物に行ってもらう人と当事者との関係性を変えることも大切です。

自分を守る大事な方法

　一人で店に入らないことは自分を守る方法です。自由を束縛する方法ではありません。自分の意志で，自分を守るための行動として選択し，実行するということです。

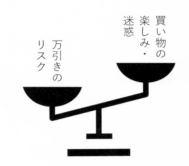

買い物の楽しみ・迷惑

万引きのリスク

それさえ気をつければ，安心して暮らすことができる

　一人で店に入ることが危険なことだということが理解され，買い物の方法を変えることができれば，買い物以外の行動に気を使う必要はなくなります。万引きが起きる場所に行かないようにして，あとはのびのびと生活したほうがよいのです。日常生活をできる限りリラックスして送ることが万引きの衝動を作動させない環境になります。ここは本人も家族も理解してほしい点です。「目を離したすきに一人で買い物に行って，万引きをしたから，24時間監視していないと危険だ」とどうしても家族は考えがちです。それほど万引きしてほしくない，強い気持ちなのだと思います。しかし，本人が病気について理解を深め，一人で買い物に行くことの危険を認識し実行できれば，監視する必要はありません。だれでもずっと監視されればストレスが溜まります。そのストレスが万引きの引き金になってしまいます。

治療中に起きる万引きの原因──事例から学ぶ

　治療中に万引きしてしまった事例を分析してみました。どの事例も一人で店に入らないように助言を受けていたにもかかわらず，一人で店に入っていた時に万引きしています。その原因を分類してみます。

①自分の考えを固持する事例

　これはクレプトマニアのことが理解できないケースです。「かりにそういう病気があったとしても，自分は病気ではない」と考える人も多くいます。半

信半疑の人も多いです。自分が病気ではないことを熱心に主張する人もいて，そういう人ほど，一人で店に入ったときに万引きしなかったと力説します。万引きしたのはその中のほんの一部だという言い訳をします。問題は一度でも万引きしたという事実であり，その事実をどう受け止めるかで，治療初期の最大の課題です。万引きのことを責められて家族と険悪になり，買い物を頼んだり同伴を頼みたくなかったり，これ以上不満を言われたくないという気持ちが強いケースも多いのです。何度か一人で買い物に行っているうちに，万引きしてしまったという事例が非常に多いのが現実です。

②軽い気持ちで一人で店に入って万引きしなかったからと油断した事例

病気だということを知り，気をつけようと思っていても，「ちょっとだけなら大丈夫だろう」「店に入ってすぐ出てきたら大丈夫だろう」という考えが出てくることがあります。その時にたまたま万引きせずに終わった時に，そこから油断が始まります。

③秘密を持ち続けていた事例

過食していることを家族に秘密にしていたという事例も多いです。この場合，家族と買い物に行ったときに，過食用の食品を十分買えません。「なんでそんなにたくさん必要なの？」と聞かれても答えられないので家族が不審がらない程度の量に抑えます。しかし，過食するには足りないので，結局隠れて一人で買い物に行くことになります。こういうときに万引き衝動が起きて，万引きをしてしまいます。

④目先のことにとらわれて，一人で店に入らないことの重要性を忘れてしまった
事例

ADHDがあり，もともと物事を頭の中で整理するのが苦手で，差し迫ったことが出てきたときにそのことにとらわれてしまって，自分を守る大事な行動を忘れてしまうといったことが起きます。

③ 「一人で買い物に行けるようになる」ことを治療目標にしない理由

「再び一人で買い物に行けるようになりたい」という願望があったとして
も，少しでも万引きするリスクがあるような行動は避けなければなりません。
有害な結果を引き起こした行動を再びしないことが治療の目標です。その理
由を説明します。

①治療の結果，一人で買い物に行けるようになったのかどうかについて
　判断ができないことが第一の理由です。何年間万引きしなかったら一
　人で店に入っても万引きしなくなるという研究データはありません。
　逆に，何年間か万引きしなかった，万引きしようとも思わなかった人
　が万引きをしてしまったという事例は少なくありません。治療目標と
　して妥当であるという根拠がない以上，治療目標にすべきではありま
　せん。むしろ，患者さんの利益のためには「万引きしない生活を続け
　る」ことを目標にすべきだと考えています。

②クレプトマニアのメカニズムや衝動の特徴について本書で可能な限り
　説明してきたつもりですが，まだまだ不十分です。なぜ繰り返し万引
　きしてしまうのかの原因とメカニズムが十分に解明されたときに初め
　て「一人で買い物に行けるようになる」ことが治療目標になりえます。
　治療途中で万引きが起きてしまえば，治療は中断され，その人の生活
　は一変してしまいます。患者さんの利益を考えれば，この治療目標は
　不適切だと考えます。

③この治療目標を達成するためには，治療中に一人で買い物に行く機会
　が必要になります。その時に万引きが起きないという確証がありませ
　ん。「これまで大丈夫だったから大丈夫」という考えはクレプトマニア
　には通用しません。むしろ，そういうときに万引きが起きているとい
　う現実を考えれば，この治療目標はむしろ危険です。

3. 治療方針——環境整備と脳の回復の両立

1 回復に必要な地図

　クレプトマニアの治療の基本的な考え方は，①万引きできない環境を整備する（習慣化された行動を抑制するための物的・人的環境の整備，そして100％万引きしないための行動の実行），②その環境下で脳の機能回復を図る，これを両立させることです。この考えは依存症（特に行動嗜癖）の治療経験から導き出したものです。今後，クレプトマニアの治療がどの精神科病院やクリニックでもできるようになるのが理想ですが，そのためには特別な治療環境がなくてもできる治療であること，外来で治療可能であることが大切だと考えています。

　①についてはこれまで説明してきた通りです。②の主要な内容は習慣化した万引き行動への対処と，盗もうとする衝動を発生させる内的要因としてのストレスや不安など否定的感情への対処です。これを個人精神療法（カウンセリング）とグループミーティングによって行います。クレプトマニアのメカニズムは理解するのがむずかしいので勉強会で認識を深めることも必要です。

　回復のための大まかな見取り図を図7-1に示します。

　万引きできない環境作りは一人で店に入らなくてもよい環境です。万引きを引き起こす外的条件をすべて排除することが目的です。その環境さえ用意できれば，少なくとも万引きをすることはありません。**その環境を作ったうえで，脳の機能回復にとりかかります。**

2 脳の機能回復を図る方法

　クレプトマニアの治療の根幹部分は（万引きが起きない環境整備をしたうえで行う）脳の機能回復にあります。クレプトマニアには「自己もしくは他者に有害な結果をもたらすことを知りながら，内的衝動をコントロールできない」という嗜癖的特徴がありますので，万引き衝動を弱めることと，理性的な判断力で衝動を制御できるようになるためにカウンセリングとグループミー

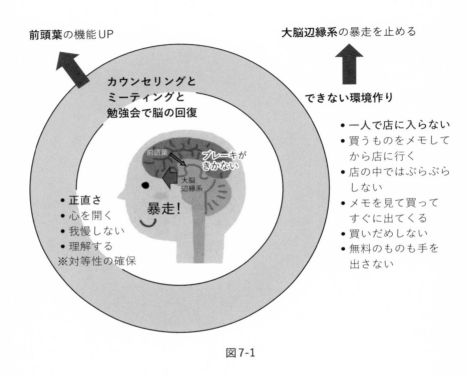

前頭葉の機能UP

大脳辺縁系の暴走を止める

カウンセリングと
ミーティングと
勉強会で脳の回復

できない環境作り

- 一人で店に入らない
- 買うものをメモして
  から店に行く
- 店の中ではぶらぶら
  しない
- メモを見て買って
  すぐに出てくる
- 買いだめしない
- 無料のものも手を
  出さない

前頭葉
ブレーキが
きかない
大脳
辺縁系
暴走！

- **正直さ**
- 心を開く
- 我慢しない
- 理解する
※対等性の確保

図7-1

ティングによって前頭葉機能を回復させていきます。

　患者さんが取り組むことは「自分を語る」ことです。自分を飾らず，誤魔化さず，どう思われるのかに惑わされず，ありのままの自分を自分の言葉で語ることです。行動修正は「認める」ことから始まります。自分をありのままに語ることでそれが達成されていきます。

a．カウンセリング
カウンセリングで行うこと

　カウンセリングでは過去の万引き歴や万引きの仕方だけでなく，生育歴や家族歴，価値観，特に人間関係の持ち方などについて丁寧に聞き取りします。過去の自分と現在の自分を開示してもらいます。そのためにはカウンセリン

グでは何を話しても大丈夫だという安心感が不可欠です。患者さんたちは万引きを繰り返してきたために厳しく叱責されたり説教されるなどの経験をたくさんしてきています。その結果，自責感，罪悪感，恥の意識を強く持つに至っています。自分のありのままを出すことに慣れていない人が大半です。しかし，万引きを止めるためには，自分のありのままを出すことが必要です。

万引きに関するすべてを打ち明けたときに万引きが止まる

　治療の場で，万引きに関するすべてのことを打ち明けることが回復の第一歩であり，絶対条件です。これまで自分がやってきた盗みについて100％告白することにまずとりくんでもらいます。

　万引きの最も根底にある歪んだ考えは「見つからなければ大丈夫」「バレなければ大丈夫」「これぐらいならいいだろう」です。万引きを止めるためには，これを完全に修正しなければなりません。言いにくいことを隠していたり誤魔化せば，嘘・ごまかしを持ち続けることになります。それでは行動は変わりません。嘘とごまかしのない自分になるための努力が必要です。言いにくいことを打ち明けるには勇気が必要です。「恥ずかしいことを言いたくない」「知られたらどう思われるだろう」「人として扱ってくれないのではないか」などの恐れを乗り越えなければなりません。そうすることが自分の行動の責任を自分でとる行動となり，回復が始まります。ここは自分で越えるしかありません。

　クレプトマニアの治療を始める前から心療内科や精神科にかかっていた患者さんは万引きの相談ができなかったと言います。治療できる病気だと知らなかったという理由もありますが，大半の理由は恥ずかしくて言えなかったというものです。それほど万引きのことを相談することは簡単ではないということを治療者は知っておく必要があります。

　自分のことを話すのは勇気がいることです。しかし，本当の気持ちを打ち明けることができるようになると，一人で問題を抱え込まなくてもいいのだという安心感が生まれます。その効果が大きいのです。

b．グループミーティング

　グループミーティングは，クレプトマニアの患者だけが集い，自分の経験を語り，他の参加者の経験を聞く場です。恥や罪悪感などによって，これまで誰にも語れなかったことを，語る場です。正直に自分のことについて語る場が回復には不可欠です。なぜなら，クレプトマニアという病気の根底には，内面の葛藤を自己流に処理しようとして失敗し，万引きによる緊張と緩和を繰り返してしまうというメカニズムがあるからです。正直に自分のありのままを自分の言葉で語ることによって，内面の葛藤が健全な形で処理され，万引きという病的な行動を用いる必要がなくなるのだと考えています。ミーティングには認知の再構成，適応技術の学習，情緒的サポートやエンパワーメント，自己開示の練習，社会化の機会，自己信頼の強化，自尊心向上などを獲得する機能があります。

　これまでは自分でもどうにもならないと思い，諦めの気持ちが心を支配していた人たちが仲間の話を聞き，自分の話を聞いてもらい心が癒されると同時に，万引きせずに社会生活をしていこうという動機が強化されていきます。ミーティングの基本ルールである「言いっぱなし，聞きっぱなし，議論なし」というスタイルによって，この場では誰からも批判や非難を受けないので，自分の問題を正直に開示することができ，病気の自覚やさまざまな認識を深めることができます。このことには極めて大きな治療的効果があります。

　クレプトマニアの背景には多くの場合，家庭や職場などでの強いストレスがあります。誰にも相談できなかったというこれまでのやり方を変えていくことが万引きしない行動修正には必要です。感情を吐き出すことが万引きを防ぐことにつながります。

なぜミーティングで回復するのか？

　依存症の治療現場を知らない人の中には，外科的手術や薬物治療ではなくカウンセリングやミーティングという方法で本当に回復するのかという疑問を抱く人は少なくありません。依存症治療80年以上の歴史を通してミーティングの効果は実証されています。ミーティングという方式はアルコール依存症

の分野から始まり，すべての依存症に活用されており，今ではうつ病や統合失調症といった他の精神疾患にも応用されている極めて効果の高いものです。

③ 勉強会

クレプトマニアは理解するのが非常に難しい病気です。しかしクレプトマニアについての理解がなければ，日常の感覚が優位になり，万引きの危険性に対する意識が低下していきます。定期的にクレプトマニアについて学び，理解を深めることが万引きを止めるためには必要です。正しい情報を更新していくことと，「その考え方でいいのか？」「自分の感覚ではこうだが，それだけで結論を出していいのか？」などと考える癖をつける機会が必要です。

そのため，私は患者さんと家族にわかりやすく本質的な情報を提供する場として，2018年3月から毎月クレプトマニア勉強会を開催しています。毎月これに参加することで新しいことを学んだり，意識を高めることができます。第8章誌上クレプトマニア勉強会で詳しく紹介します。

④ 安全な環境下で楽しみを見つける──普段の暮らしが大切

一人で店に入らない環境を整備した後，ぜひ心がけていただきたいことが"暮らしを楽しむ"ことです。「過去の自分の行動を振り返って後悔と反省を一刻も忘れず，万引きしないことを常に意識した日々を送らなけらばならない」という考え方は捨ててほしいと思っています。そんな暮らしには苦しみがつきまといます。そして緊張感が高まり，無意識のうちに"緊張と弛緩"を必要とするようになります。このメカニズムこそがクレプトマニアの本質です。万引きしないと暮らしとして，穏やかで（可能な限り不安や緊張を感じない），今目の前にあることを味わい，なんとなくいいなあと感じられるような暮らしを目指してください。ちょっとしたことに楽しみを見いだせるように気持ちをシフトしてみてください。

万引きしたことを忘れろということではありません。過去のことは決して忘れず，万引きしない行動を手抜きせずに続けながら，できる限り健康的な生活スタイルを築くことが大切だと言いたいのです。これが回復には最も有

効です。「万引きを犯した人間は生活を楽しむことなど考える資格はない，そんなことは許されない」という考えがあることは承知しています。過去に自分がしたことは消せません。その事実に向き合い，責任をとらなければならないことは言うまでもありません。しかし，過去が現在と未来のすべてを決定づけてしまってよいものでしょうか？　今とこれからをどう生きるかの最後の決定権はその人にあると私は考えています。今をできる限り穏やかに楽しく暮らすことは大切なことです。非日常的な緊張と弛緩の落差を必要としない暮らし，つまり万引きを必要としない暮らしを実現することができるのです。

　クレプトマニアに限らず，物によって自分の心の中の空虚感を埋めたり，苦痛を和らげようとする行動を続けていると，「今という時を感じ味わい，今を大切に生きる」ということができなくなってしまいます。過去の後悔と将来の不安・恐れが巨大化し，空虚感や苦痛は強まっていきます。物で人の心は満たされません。本当は何で満たされたいのか，自分が本当に望んでいることはなにかを考えてみましょう[注6]。今生きていることがどれほどたくさんの，無数の人や物とのかかわりによって成り立っているのかを考え，知るよい機会だと思います。

4. 薬物治療

　現在のところ，クレプトマニアに有効な薬物治療はありません。推奨される薬物治療は（次ページの表に一覧をまとめています）ありますが，どの報告も事例報告の域を出ていません。唯一，ナルトレキソンに二重盲検比較試験があり，プラセボより有効であるという結果が出ていますが，わが国では

[注6]　本書の「付録・万引きを止めるためのワークブック」の中にエクササイズのテキストがあります。マインドフルネスを用いて，今を感じるためのエクササイズです。是非実践してみてください。

表7-1　クレプトマニアの薬物治療

薬　　剤	効果が期待できる疾患	根　　　拠
ナルトレキソン	著しい盗みの渇望（衝動）	1つの無作為対象試験
SSRI	感情障害の合併	事例報告
他の抗うつ薬	感情障害の合併	デジレル，ノリトレンが数例効果があったという報告
感情安定薬	感情障害の合併	事例報告
非定型抗精神薬		事例報告
神経刺激薬		事例報告

(Zerbo and Deringer, 2015)

使用できません。複雑なメカニズムを持つクレプトマニアに薬物治療がどこまで効果があるのかは極めて疑問であると私は考えています。

5. 備　　考

仮説1　**クレプトマニアの衝動と内的刺激の関係について**

　クレプトマニアは嗜癖行動の側面を色濃く持っています。依存症のメカニズムを概観することで，万引きをいかに止めるかについての理解を深めることができると考えています。依存行動を嗜癖行動と同義として，ここでは用いています。

（1）依存行動のメカニズム

　依存行動がどのように引き起こされるのか考えてみましょう。

　図7-2の円はその人の内面（こころ）を表しています。円の外に出ているくさびはその人の行動の癖です。最も大きな癖が依存行動です。

　その人の内面にある依存行動の衝動が作動した結果，依存行動が起きます。

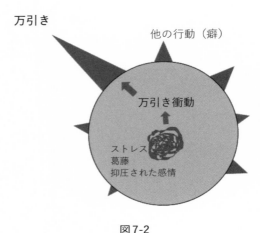

万引き

他の行動（癖）

万引き衝動

ストレス
葛藤
抑圧された感情

図7-2

依存症が進行するにつれて，この衝動⇒依存行動のつながりは強固なものになりますので，衝動が起きると自動的に依存行動が起きるようになっていきます。衝動が作動するためには，衝動を刺激するものが必要です。外からくる刺激もありますが，重要なのはその人の内面で発生するストレスや葛藤です。嫌な気持ちを押し殺そうとしたり，考えるとつらいので考えないようにしようとすると，抑圧された感情が内面の緊張を高めていきます。処理できないそれらの感情が一定量以上貯まってしまうと，衝動を作動させてしまいます。そして，依存行動が起きます。おそらくこのようなメカニズムが働いているのだと考えられます。依存行動は単に快楽や興奮や開放感を求めて行われるものではなく，その人の内面をなんとか維持しようとするメカニズムだと言えます。

（2）叱責，説教，罰が依存行動には無効・無意味である理由（図7-3）

　依存行動をやめさせようと，その人を叱責したり，説教したり，罰を与えるなどの圧力をかけることがなぜ効果がなく無意味なのかについて考えてみましょう。

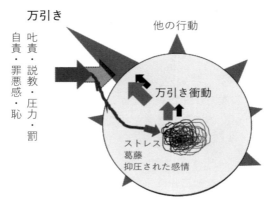

内圧が上がる ⇒ 緊張が高まる ⇒ 衝動が起きる

図 7-3

依存症でなければ，その行動の否定的な側面を強調することで，負の結果を避ける選択ができるかもしれません。しかし，依存症の場合，それを理解し判断する前頭葉の機能が低下しています。そして，外から禁止の圧力がかけられると，その人の内面にはさらなるストレスや葛藤が生じます。その圧力が強ければ強いほど内的な緊張は高まります。アルコール依存症の人が飲んではいけない状況ほど飲酒してしまいやすいのはこのメカニズムがあるからです。止めようと思えば思うほど，緊張が高まり，衝動が作動しやすくなります。その結果，依存行動が繰り返されることになり，「なんて自分はダメな人間なんだ」と考え，自己否定や自己嫌悪のエネルギーがさらに大きくなっていきます。その人の内面はどんどん衝動が作動しやすい状態になっていきます。

この流れを変えていくことが行動修整のために極めて重要です。

（3）衝動を作動させないために効果があることは何か？（図7-4）
──どうやって依存のループから抜け出すか

　叱責，説教，二度とやるなという圧力はかえって依存行動を引き起こす刺激になってしまいます。外部からの圧力だけではなく，自分を責めたり，自分は価値がない人間だと考えることも同じ結果を生んでしまいます。これにはその人の考え方の癖が大きく影響します。自己否定から健康的なものは生まれません。たいていの人は「もっと強い意志をもてばよいのではないか」とか，「もっと強くなれば大丈夫ではないか」と考え，心の中に強固なダムを築こうとします。そこへ悩みや葛藤や自分で処理できない感情をどんどん放り込んでいきます。しかし，ダムは水量が増せば必ず決壊します。一度決壊すれば，どうしようもなくなります。

　衝動を起きにくくさせるために必要なのは，心の内圧を下げることです。ダムを築くことではなく，心に排水路を作り，そこからつらい感情を流し出してやることです。風を通して沈殿した悪い空気を流し出すことです。自分一人でなんとかしようとしないこと（もうそれは限界が来ているのですから），

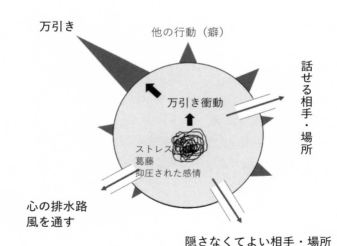

図7-4

心の底に押し込めないことです。そして，それと逆のことをすればよいのです。

　具体的には，ストレスを感じていることや葛藤，自分で抑圧していた感情を誰かに聞いてもらい，吐き出すことです。最も言いにくい，隠しておきたいことを信頼する誰かに話せた時，その人の心の状態に変化が生まれているでしょう。そのためには話せる相手が必要です。誰でもいいというわけにはいきません。査定されない，批判されない，ただ受け止めてくれる相手が必要です。

依存のループから抜け出す方法

①理解者を得ること

　最も身近にいる家族が理解者になることが理想的ですが，家族と本人にはこれまでの関係性や歴史があり，簡単にはいかないものです。依存症に詳しい，経験豊かな援助者や自助グループの仲間に出会うことがまずは一番良いのではないかと思います。

②なんでも言える相手と場所を見つけること

　何を話しても厳しく評価されたり査定されたりすることのない関係性が重要です。ここまでが環境的な要素です。

③自分を偽らないこと

　自分で行動することが必要になります。生命線は『自分を偽らないこと』です。やせがまん，自分をよく見せたい，かっこ悪い姿をみせたくない，恥ずかしい，認めたくない，これ以上他の人に嫌な思いをさせたくない，などなどたくさん自分を偽る理由があるでしょう。なぜそうなっているのかを分析することも勿論大切ですが，まずは安全な場で，思い切って言いたくないことを話してみることをお勧めします。そのとき心の様子が大きく変化するような体験ができるでしょう。どうにもならなかった感情でパンパンに張り裂けそうになっていた内面に窓が開き，それまで感じることのなかった開放感が生まれるのではないかと思います。

④行動が自分を変える

　　自分の回復のために誰かに会う，自分の経験や思いを話す，人の話を聞くなどの行動は依存のループ真っただ中では起きにくい行動です。逆に言えば，これらの行動を続けることで確実にループから抜け出ることができ，内面が変わり始めます。古い習慣を脱するために新しい行動を起こすには大きなエネルギーが要ります。やりたくないな，めんどうだなという思いが出ることも多いでしょう。その時に何もしなければ過去の自分のままです。しかし，何か行動すれば新しい自分が始まります。

仮説2　何故万引きを繰り返してしまうのか──依存行動の三層構造仮説（図7-5）

　依存行動を修正するためにはまずその行動のメカニズムを理解することが必要です。残念ながら，その理解がないか浅いために再発をしてしまうことが極めて多いのが現状です。診療を続けながらひらめいたことがありました。まだまだ全貌は解明できてはいませんが，わかってきたことも多くあります。何故万引きを繰り返してしまうのかについて，この三層構造で説明できないかと仮説を立ててみました。

第一層「習慣化」の部分について

　依存行動をしていない状態を「単に止まっているだけ」と見るか，「回復が進んでいる結果」と見るかというのは判断が難しい問題ですが，この仮説を使うと理解がしやすくなります。依存行動の第一層にはその行動を繰り返すことによって出来上がった習慣と条件反射の層があります。一度獲得するとその神経回路は完全には消えないものの，使わなければ割と早く劣化していきます。廃用性筋萎縮と同じようなメカニズムではないかと私は考えています。依存行動を可能な限り根本的に修正することを考えたとき，この段階の他に，あと2つの層があるということが重要です。一つはその行動が生活上の欠かすことのできない対処行動になっている面です。もう一つはなぜその人がその行動に依存してしまったのかの最も根源的な理由の部分です。

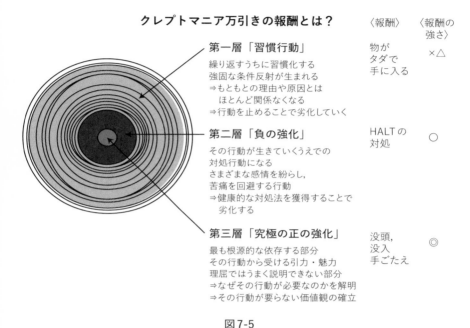

クレプトマニア万引きの報酬とは？

第一層「習慣行動」
繰り返すうちに習慣化する
強固な条件反射が生まれる
⇒もともとの理由や原因とは
　ほとんど関係なくなる
⇒行動を止めることで劣化していく

第二層「負の強化」
その行動が生きていくうえでの
対処行動になる
さまざまな感情を紛らし，
苦痛を回避する行動
⇒健康的な対処法を獲得することで
　劣化する

第三層「究極の正の強化」
最も根源的な依存する部分
その行動から受ける引力・魅力
理屈ではうまく説明できない部分
⇒なぜその行動が必要なのかを解明
⇒その行動が要らない価値観の確立

〈報酬〉	〈報酬の強さ〉
物がタダで手に入る	×△
HALTの対処	○
没頭，没入手ごたえ	◎

図7-5

第二層「負の強化」部分について

　飲酒欲求の四大引き金としてよく知られているのがHALT（**ホルト**と呼称することが多い）です。Hungry空腹，Angry怒り，Loneliness寂しさ・孤独，Tired疲れ・暇の4つです。飲酒に限らずすべての依存行動に共通の引き金です。空腹はお腹がすいているという物理的な面から，満たされない気持ち（究極は精神的な飢餓感）まで幅広くとらえることができます。これらがあるときに欲求が出るという面と，これらの感情や状態が苦痛であり，この苦痛を解消するために依存行動を使うという側面があります。後者のことを「負の強化」と呼びます。依存行動から離れられなくなるのは，その行動から得られる直接的なメリット（興奮，快感，酔いなど。これらを「正の強化」と呼びます）よりも，むしろこの負の強化のせいであると考えられます。これら

の感情や状態と依存行動が直結するようになり，その連結が強固なものになればなるほど，他の健康的な対処行動が消えていきます。最後には依存行動しかその人には対処行動が残らなくなっていきます。

　リストカットの場合，切ることで心の痛みを体の痛みに換えてまだ耐えられるようにするということを繰り返すうちに，体は痛みに慣れ，次第に切っても楽にならなくなり，「切ってもつらいが，切らなければもっとつらい」という状態になっていきます。アルコール・薬物依存症の最終的な状態も同様ではないかと思います。ギャンブル依存症の場合は借金を返すためには仕方ないとギャンブル行動を正当化しつつ，かつては強烈な高揚感を与えてくれた大勝ちが起きても何の喜びも感じなくなっていきます。それでもギャンブル行動を手放すことができません。一体何のためにギャンブルを続けているのか自分でもわけがわからないという不合理の極みに陥ってしまうのだと思います。クレプトマニアにもこの要素が見られます。

　こう見てくると，『依存行動は自分の健康も害し，周囲にも迷惑をかけるのだから止めて当然だ』というアプローチがいかに効果がないかがわかります。そんな単純なものではありません。問題を強烈に指摘したり，処罰や圧力をかけてその行動を変えることができるという考えがいかに非合理的であるかがわかります。

第三層「究極の報酬」部分について

　人間の根源的欲求を，①生理的欲求，②安全の欲求，③愛と所属の欲求，④承認欲求，⑤自己実現の欲求，と唱えたのはアブラハム・マズローです（"A Theory of Human Motivation" 1943）。①は食べたい，寝たいという欲求，②は安全で安心な暮らしがしたい欲求，③は仲間が欲しい，集団に属したい欲求，④は認められない，ほめられたい欲求，⑤は自分にしかない力を発揮したい，自分の能力を最大限発揮したいという欲求です。マズローは「人間は自己実現に向かって絶えず成長する生き物である」と提唱しました。依存行動の究極の報酬とはこれら5つの欲求がすべて，特に③④⑤が満たされる（と感じる）ことではないでしょうか。

　図7-5の右の部分がそれぞれの層の報酬です。すぐに得られる気持ちよさや興奮，リラックス感のレベルが第一層。その行動で得られる緊張，不安，苦痛，悩みからの解放感（根本的な解決ではないので，同じ状況がとめどなく繰り返されるという特徴がありますが）が得られる第二層。その奥に最も本能的で理屈抜きの次元での報酬があると考えました。「それをやっているとすべて忘れられる」「他に何も要らない」「決して裏切らない」「その世界に入るとなにもかも満たされる」「なりたい自分になれる」などと言い表すことができるかもしれません。マズローの5つの欲求がすべて満たされる次元。これが第三層の報酬です。他のすべてをなげうっても，これを求める。それが依存行動の最も本質的で根源的なエネルギーではないかと考えています。だから，簡単に手放せない（×△○◎はそれぞれの層の報酬の強度を表しています。◎が最も強い報酬を表しています）。

クレプトマニアの報酬効果とは？

　クレプトマニアの場合，お金を払わずに商品が手に入ることをどの程度報酬と感じているのでしょうか。大半はその商品を買うだけのお金を持ちながら万引きしています。お金が減らないという報酬効果が果たして逮捕や処罰という罰効果をしのぐものかどうかを考えれば，まったく「割に合わない」行動です。ほかにもっと強烈な報酬効果があると考えたほうが合理的です。時々，「万引きしたときにむしゃくしゃした気分が晴れたような気がした」と言う患者さんがいて，ストレス発散が一つの報酬効果になっていることは間違いないでしょう。しかし，ほとんどの患者さんたちはすでに処罰を受け（複数回が多いです），二度と万引きを繰り返したくないと考えていたにもかかわらず，万引きをしてしまっています。不快な気分を晴らそうという目的で万引きしに店に行ったということでもありません。仮説の第三層の究極の報酬とは一体何なのでしょうか？　何度も繰り返し処罰を受けるという重い経験をしているにもかかわらず，繰り返しているのは何故なのでしょうか？

　究極の報酬効果は「秩序を壊す快感」「破壊衝動を満足させる行動」ではないかと，私は考えました。万引きの衝動が作動してからは前頭葉の機能が低

下し，現実的な判断が十分できなくなっています。その時に無意識レベルで
その人を動かしているのは，その行為に没頭しほかのすべてを忘れること，
危険な行為にあえて自ら近づくことで生きている実感を得ようとすること，
日頃抑圧し我慢を強いてきた自分の心と行動を一気に解き放ちたい欲求では
ないか，つまり日常の自分を壊し，自分を苦しめるルール・秩序を破壊した
いという欲求を万引きという行動で充たそうとしているのではないかと考え
ました。「その商品が欲しかった」「お金を払うのがもったいなかった」「お金
を減らしたくなかった」ということでは説明のつかない次元の報酬効果がク
レプトマニアにはあるに違いないと考えています。この点については今後，
さらに研究を進めていこうと思っています。

「回復にも三層ある」という考え方
三層構造仮説を回復に当てはめる

　最初は習慣のレベルであった依存行動が次第にその人にとってかけがえの
ないものに変化していくという，第一層から第三層に向かって進むタイプと，
元々心の空虚さや生きづらさを持つ者が依存行動に出会ったときに瞬時に第
三層の報酬までも与えてくれるといった強烈な体験をし，抜け出せなくなっ
てしまうタイプがあります。依存症はこの2つのタイプを両極にして，その
間に幅広い臨床像を示す疾患ではないかと考えています。クレプトマニアは
後者のタイプだと私は考えています。回復にも段階や深さがあると考えます。
過去の習慣を止め新しい習慣に変える段階。その行動で対処していた問題や
事柄を他のより健康的な方法で対処する力を獲得する段階。そして，その人
の考え方や価値観・生き方を変える段階です。第三層の回復は最も根源的な
部分で，なぜ自分がその行動に依存するのかについての洞察が不可欠になり
ます。これまで振り返ることのなかった自分の考え方や価値観を再点検する
必要もあります。それにはかなりの年月がかかるでしょう。依存行動の究極
の報酬が「人間の根源的な欲求が現実生活の中で充たされないときに，充た
されたと感じさせてくれるもの」だとしたら，その報酬効果を手放した時の
影響は相当なものです。強烈な空虚感に襲われてもおかしくありません。こ

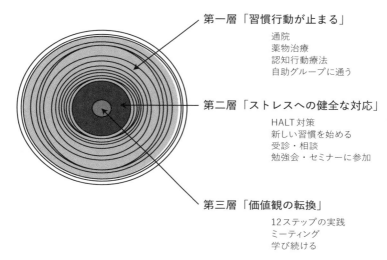

回復の三層構造仮説

第一層「習慣行動が止まる」

通院
薬物治療
認知行動療法
自助グループに通う

第二層「ストレスへの健全な対応」

HALT 対策
新しい習慣を始める
受診・相談
勉強会・セミナーに参加

第三層「価値観の転換」

12 ステップの実践
ミーティング
学び続ける

図7-6

れを一人で乗り切るのはたいへんなことです。仲間の力やサポートが必要です。依存行動によって埋めねばならなかった空虚がどんな背景や価値観から生まれてきたのかを見つける旅に出るようなものです。マズローの言い方を借りれば，依存症からの回復は，自己実現に向かって絶えず成長する過程であると言えるでしょう

第 **7** 章

万引きのやめ方
——具体的方法

万引きを止めるための具体的な方法について説明します。

1. 買い物の仕方を完全に変える

店に行かないで買い物する方法を見つける

◆宅配や通販を可能な限り活用する。

◆買いに行くほうが安いが，出費のことよりも万引きしないことを優先すると割り切る。

◆誰かに買ってきてもらう。

　危険な場所（万引きが起きる場所＝店内）に可能な限り近づかないための方法です。

一人で買い物に行かない

◆誰かといっしょに買い物に行く。

　店内で一人になるといつ衝動が起きるかわかりません。同伴者が横にいれば，衝動が起きる要素がそろわなくなります。

◆店内での注意点

- 店内で同伴者と離れない。
- 買うものをメモしていく。
- カバンやバッグ，袋を持たない。
- メモしたものだけを買って出てくる。
- 店内の商品を物色したり，安売りコーナーに立ち止まらないようにする。
- 行く店を決める。
- 店内での買い物ルートを決めて，それを習慣化する。

◆すべての店で実行する

　今まで万引きしたことがない店も同様だと考えましょう。鉄壁の環境を作りましょう。

◆対面販売形式も危険だと考える

　対面販売形式の店では確かに万引きは起きにくいと考えられますが，衝動が起きるのは「盗れそうな状況があると思ったとき」であることを思い出してください。店の人がほかのお客さんと対応していたり，よそを向いていた隙に近くにある商品を万引きした事例があります。レジの横に置いてある，ガムや一口チョコなどの小さなものをポケットに入れたという事例もあります。

◆一人で買い物に行っても大丈夫なのかどうか試したい気持ちを抑える。

　クレプトマニアの万引きのメカニズムがまだ十分理解されない段階で起きる現象の一つです。

　万引きしない環境の中で暮らしていると，盗もうとする衝動は起きなくなります。日常的に実感することがなくなると，衝動がなくなったかのように錯覚することがあります。一度二度試しても衝動が起きなくなったのかどうかは判定できるものではありません。試したい気持ちが起きたときほど，危険に近づいていると考えた方が良いでしょう。

同伴者との協力体制を作る

◆全員共通の目的は万引きしないことであることを確認する。

　本人も同伴者もこの目的を達成するために協力し合うという意識が大切です。

◆監視ではなく，協力。

　ポイントは監視ではなく，協力ということです。買い物に行くということはこれまで万引きしていた場所に入ることだということを共通認識にしてください。楽しく買い物することが目的ではありません。万引きの衝動が起き

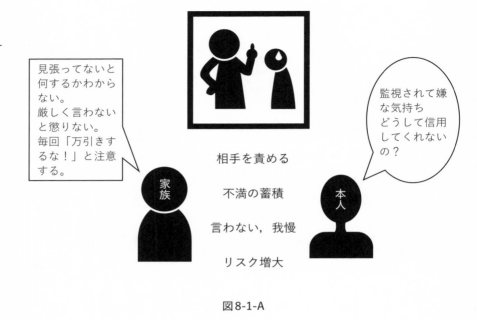

相手を責める

不満の蓄積

言わない，我慢

リスク増大

図8-1-A

ない環境を作ることが目的です。

　図（8-1-A）は同伴者（多くは家族だと思います）が「見張ってないと何を するかわからない」と考え厳しく監視する関係，図（8-1-B）は互いに協力し 合う関係を表しています。本人は自分の万引きのせいで家族に迷惑をかけて いるのでおそらく何を言われても黙っているしかないでしょう。万引きした ことを責められ，監視されることに不満を持つ資格はないと考えるかもしれ ません。そうなると，自分の思いを出さずに，押し殺すようになります。そ れが蓄積されて処理できなくなった時に，万引きの衝動が作動してしまいか ねません。これでは本来の目的は果たせません。ですので，ここは図Bをお 手本にしてほしいのです。

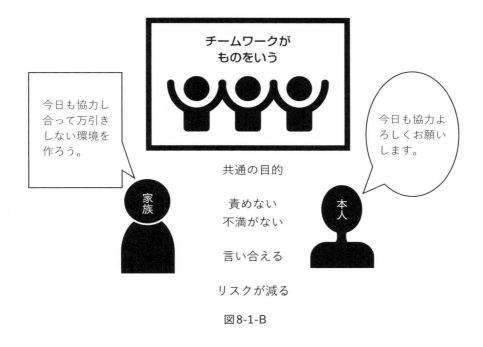

図8-1-B

◆本人も同伴者も思っていることを相手に伝える。

　買い物が終わった時に，短時間でも話し合ってみてください。今日はこんなことを思ったとか，あの時○○という理由で買うのを少しためらったというようなことが言えるようになると，万引きしない環境はさらに良いものになっていきます。

◆当事者だけでうまく話が進まない場合は，受診時に相談する。

　目的を達成するためには問題をそのままにしておかないことです。その都度，診察の場を活用して対処していきましょう。医療機関はそのためにあります。こんなことまで相談していいのだろうかと考えるのは止めて，どんなことでも相談しよう，そうやって万引きのない暮らしを続けていこうと考えて下さい。

2. 物とのつき合い方を変える

◆無料の物を持って帰らない。

◆自宅にある物を整理する。

◆買いだめしない。

◆今持っているものを使い切る〜大事に使う。

　物との日常的なつき合い方は万引きとも深く関係しています。必要かどう
かを考えずにやってしまう行動，ある意味無意識でやっている癖と言っても
よいでしょう。癖を修正するためには意識して行動することです。意識する
ことで癖が出てきたことがわかります。そのときにその癖を繰り返さないよ
うにしましょう[注1]。

3. 通院・カウンセリングを続ける

◆通院を続ける。

　通院を続けることが最大の万引き予防です。「もう通院しなくても大丈夫」
という気持ちが出てきたときほど危険が迫っていると考えましょう。

[注1] こういった取り組みによって，物との健全な関係を取り戻すことができます。ヒン
トになったのは，ギャンブル依存症の治療経験です。ギャンブル依存症は嘘と借金を二大
症状として，深刻化していきます。金銭感覚は歪んでいき，極端に偏っていきます。治療
を始めたときに必ず実行してもらう行動の一つに，毎日使った金額をすべて書き出し，レ
シートをノートに貼る（家計簿をつける）ことがあります。1円単位まできっちり記録し
て精算します。これを毎日続けます。およそ3カ月ほど続けると金銭感覚が変化します。
10円100円で買えるものがあることが脳に認識されていくのだと考えられます。パチンコ
台に惜しげもなく1,000円札10,000円札を投入していた人の脳が，その金額で買うことが
できるものの価値を再認識していくのだと私は考えています。これと同じような効果があ
ると思います。毎日小さなことでも続けることが脳の機能回復に効果を及ぼします。

◆正直にありのままを話す。

　カウンセリングでやることはこれに尽きます。が，実行するのは簡単ではありません。秘密にしておきたかったり，恥ずかしいと思うことを話すには勇気が要ります。しかし，ここは割り切りましょう。自分を回復させるための場所です。そこで躊躇していては回復は進みません。治療の場は守秘義務で守られています。

◆何かあったらすぐに相談する。

　理解できないことや納得いかないことがあればそのままにしておかず，聞く癖をつけましょう。「こんなこと聞いたら笑われる，叱られる，あきれられる」という考えは治療には不要で，回復の妨げになります。

◆これは関係ないだろうなと自分で判断しない。

　こんなことは万引きとは関係ないだろうと思うことが案外深く関係していることはよく見られます。クレプトマニアはこころの病気ですので，こころの状態と密接に関係しています。ささいなことだと思っていることが実は大きな要因であることもあります。自分で判断せずに相談しましょう。

4. グループミーティングに出る

　グループミーティングを初めて経験する人には，ミーティングのルールは常識外れに感じるかもしれません。しかし，どのルールも理由があってのことで，ミーティング参加者が回復するためには必要不可欠なものばかりです。当院のミーティングでは私が司会進行をしています。グループの運営責任者は私です。当院でミーティングに出るときの留意点，注意事項をまとめました。異論もあるかと思いますが，グループを健全に運営し，参加者全員がミーティングの良い面だけを得て帰れるようにしたいという目的のために大切にしていることです。

◆「言いっぱなし，聞きっぱなし，議論しない，ミーティングの内容を口外しない」のルールを守る。

　ミーティングは自分を語ること，他の人の話を聞くことだけで構成されています。話の内容を批判したり，議論することは一切ありません。ミーティングで話されたことはその場からは持ち出しません。このルールを守ることで，ミーティングが安全な場所になります。安全な場所だからこそ，他でなかなか言えないことが言えるのです。

◆語り方。

　ありのままに自分の経験を話します。上手に話す必要はありません。話が前後しても，途中で止まっても，まとまらなくても何の問題もありません。大切なことはただ一つ，ありのままに語るということだけです。こんな話聞いてどう思われるだろう？　と考えない人はいないかもしれません。私たちは常に「どう思われるか」を気にしながら生きているのかもしれません。良く思われたい，ダメな人だと思われたくないという気持ちが自分をごまかしたり，話す内容を選んだりさせてしまいます。このハードルを飛び越えて，どう思われるかは関係ない，淡々と自分の経験を話すという実践をするのがミーティングです。その実践が自分を変えてくれます。

◆聞き方。

　聞き方にもさまざまあります。聞きながら心の中で批評や批判をしていたり，あるいは自分のことばかり考えているというような聞き方もありますが，素直に相手の話に耳を傾ける聞き方を心がけます。素直に聞くというのは，自分の尺度でその人の話を解釈したり評価したりせず，どんなことを言っているのだろうという気持ちで，ただただ聞くということです。メンバーは聞くことでミーティングという場を作っています。

◆ 自分に役に立つものだけを持ち帰る。

　ミーティングは良い所だけ吸収すればよい場所だと考えてください。他の人との違いや差を探す所ではありません。

◆ ミーティング外で個人的な関係を作らない。

　ミーティングと私生活を完全に切り離すということです。電話番号やメールアドレスの交換はしません。ミーティングのときだけ，いっしょに過ごす関係です。これは全員の回復には欠かせない重要な点です。個人的な関係ができてしまい，関係が密になればなるほどミーティングで話すときに「その人にどう思われるだろう？」という懸念が出てきます。次第にその人のことを意識して話をするようになってしまいます。これではミーティングの基本である語ること聞くことができなくなってしまいます。そして，その個人的関係の中で他のメンバーのことが話題になってしまうと，誰かの批評や批判が出てしまいかねません。そうなってしまうとミーティングの効果は無くなってしまいます。

　もう一つの懸念は裁判のことです。裁判を抱えている人にとっては，判決がどうなるのかは重大なことだと思います。他のことを考えられない精神状態になることもあるでしょう。個人的な関係ができてしまうとこの話題に必ずなるでしょう。ほかの人の判決がどうだったのか，どんな法廷だったのか，どんな弁護士だったのかなど気になることはたくさんあるでしょう。いろんな情報を手にしたくなる気持ちもわかります。しかし，ミーティングは治療の場です。自分が回復する場です。最も大事なのは「二度と万引きしないために，今なにをすればよいか」に尽きます[注2]。

[注2] 万引きの相談に受診される患者さんたちのほとんどが逮捕・起訴され，裁判をかかえています。クレプトマニアの治療をする上で私が特に目標としていることはどんな判決が出ても，その後も治療を継続することです。執行猶予つきの判決がおりた後に受診しなくなったり，服役し出所した後に治療が中断してしまったのでは治療の意味がまったくありません。クレプトマニアは処罰を受ければ万引きが止まるというものではありません。今後続く人生を万引きしないで送ることが一番大事なことだと私は考えています。

　上下関係を作らないこともグループでは極めて重要です。対等性を確保するために，ミーティングのルールがあると言っても過言ではありません。

◆物のやりとりをしない。
　旅行などのお土産を渡すことは一般的には相手に大切に想っている気持ちを伝える行為なのでしょうが，ミーティングの場ではまったく不要です。もらった人は今度はお返ししなきゃと常識的な反応をするかもしれません。ミーティングは治療の場です。自分の回復に必要なことだけあればよいと私は考えています。クレプトマニアは物との関係が破綻した病気だとも言えます。物の扱いには細心の注意をはらわなければなりません。ため込み衝動のある人にとっては，何かをもらうことで衝動を刺激することになりかねません。

◆疑問点はカウンセリングの場で出して，話し合う。
　何か疑問に思うことがあった時は診察・カウンセリングの場で出して，話し合うようにしましょう。

5. クレプトマニアについての理解を深める

◆クレプトマニアについての勉強会に参加する。
◆クレプトマニアについての書籍を読む。
◆本書のワークブックを使う。

　勉強会，書籍などを使ってクレプトマニアについて深く理解する努力を続けてください。読んだり聞いたりしたときにわかったと思っていても，いざ自分がだれかに説明しようとしたときに本当の理解度がわかります。「わかる」にも深さがあります。なぜ自分が万引きを繰り返すことになってしまったのか自分の言葉で説明してみてください。借り物の知識では使い物になりません。どこまで深く理解できているのかな，という視点を忘れないように

しましょう。

6. 一日一回，自分を振り返る時間を作る

◆一日一回一人になる時間を作る。

　一人になって自分を静かに見つめる時間です。今日一日どうだったのかを振り返り，自分の心の状態を観察します。日常に流されないためにはとても大切な時間です。10分でも15分でもよいと思います。誰にも煩わされることのない時間を作ってください。

◆日記をつける── 一行日記がお勧め。

　そのときに日記を書くことをお勧めします。その日にあったことを書きながらだと，今日一日を振り返りやすくなるのではないでしょうか。

　「ありがとう」「良かったこと」日記という一行日記がお勧めです。誰かや何かに対して感謝したいこと，今日一日過ごしてみて良かったことを一つ見つけて書き出します。今日は何も良いことがなかったではなく，必ず何か一つ見つけて書くようにします。自分の至らなかったことを見つけるのではないというのがポイントです。一行ですみます。

　回復に必要なのは自己肯定感や自己受容感です。「この自分で生きていくのだ」「生きていって良いのだ」という理屈抜きの感覚です。その感覚をこの一行日記で育てましょう。書き続けると自分や周囲に対する見方や感じ方が変わってくるでしょう。

7. 安全な環境下で，楽しみを見つける

◆趣味を再開する。

◆新しく何かを始めてみる。

　万引きしない環境を整備したら，次はできるだけ楽しく，心豊かな暮らしを目指しましょう。そのためにいろいろとやってみましょう。過去やっていた趣味を再開したり，趣味がないという方は次のリストを参考にして何かを始めてみましょう。

8. 万引きを止めたいすべての人にも有効

　ここで紹介した方法は，万引きを止めたいと思うすべての人に有効です。是非実践してみて下さい。

自分を世話する方法

1. 自分に褒め言葉を与える

2. 空を見上げる

3. 公園へ行く

4. 好きな音楽を聞く

5. 自然にふれる

6. 雲の流れを見上げる

7. 小鳥の声に耳をすます

8. ハーブを植える

9. やり残していることを完成させる

10. 野花をつむ

11. 昼寝をする

12. 好きな歌をハミングする

13. お風呂につかる

14. 笑う

15. 自分に「大丈夫」と言う

16. 散歩をする

17. 自分の良い点を書き出す

18. 猫をなでる

19. 日記を書く

20. 勉強会や講演会に参加する

21. 草花の種をまく

22. 誰かに肩をもんでもらう

23. ローソクを灯して食事をする

24. 海の波を見る

25. ブランコにのる

26. 庭の雑草を引く

27. 木の幹を抱く

28. いつもやりたいと思っていたことをする

29. カラオケを歌う

30. 犬に話しかける

31. 子どものように遊ぶ

32. 瞑想する

33. 詩を書く

34. 自分に花束を贈る

35. 日の出を見る

36. 15分間静かにする

37. 自叙伝を書く

38. 山や丘に登る

39. 朝早く起きて静けさを味わう

40. おもしろいビデオを見る

41. 楽しい思い出のある写真を見る

42. 「ありがとう」を自分と他人に言う

43. 好きな本を読む

44. 奉仕活動に参加する

45. 趣味のクラブに参加する

46. 絵を描く

47. 自分にやさしい手紙を書く

48. 神社やお寺へお参りに行く

49. 押し入れの整理をする

50. コミュニケーションの仕方を学ぶ

51. 楽器を使って音を出す

52. 木の下に坐る

53. 自分をハグする

54. 軽い運動をする

55. テレビを消して静けさを味わう

56. ヘルシーなものを料理する

57. 自転車に乗る

58. 自分の今日の目的を書き出す

59. 太極拳やヨガを習う

60. 「自分は自分のままでよい」と声に出す

61. ゆっくりお茶を飲む

62. 自分の手足をマッサージする

63. 鏡を見てニッコリする

64. 好きな果物を食べる

65. 小川の流れに耳をすませる

66. シャワーをあびる

67. なわとびをする

68. 手芸をする

69. 砂遊びや粘土細工をする

70. 紙飛行機を作って飛ばす

71. 何が人生で一番大切か書く

72. 適切な人に助けを求める

73. 今日一日，他人の目を気にしないことを意識する

74. 体を休める

75. バラやラベンダーなどのアロマを嗅ぐ

76. 腕立て伏せをする

77. 花を飾る

78. 日光浴をする

79. 外国語を習う

80. ジョギングする

81. 一人でいる時間を作る

82. 早めに床につく

83. 10回深呼吸をする

第**8**章

誌上クレプトマニア勉強会

　藍里病院では，2018年3月から毎月クレプトマニア勉強会を続けています。万引きが止まり，安定した回復を続けるためには診察とグループミーティングに加えてクレプトマニアについて理解を深める機会と情報が必要だと痛感していました。勉強会は当事者だけでなく，家族も参加できるようにしました。家族の理解が進むことはこの病気の回復を大きく後押ししてくれます。家族自身の悩みや迷いを軽減する良い機会にもなります。

　続けて参加することが最大の再発予防効果を生みますので，毎月参加してもらえるような勉強会を考案しました。これは私が2005年から毎月開催してきた「アルコール依存症家族勉強会」の経験を活かしたものです（2011年からは「依存症家族勉強会」と名称を改め，すべての依存症の家族を対象にした勉強会として継続中です）。その方法とは，内容のマンネリ化を避けるために参加者の疑問や悩みに答えるQ＆A方式です。これに毎回クレプトマニアの理解が深まる内容を加えるというやり方です。勉強会は講義編とQ＆Aで構成しています。

　クレプトマニアの理解についてはすでにこの本で書いてきましたので，ポイントだけの紹介に止めます。勉強会での質問や感想を紹介し，そのなかのいくつかをQ＆Aの形でとりあげました。実際の勉強会ではアンケートから10個程度の質問をとりあげ，それにコメントしていきます。

　勉強会を続けてきて改めてわかったことですが，万引きを止められるかどうかはクレプトマニアをいかに深く理解できるかにかかっているということです。理解してはじめて店の中がいかに危険な場所であるかがわかります。一人で店の中にいること自体が危険な行動だということもわかります。そうすれば，自分が二度と万引きしないためにどのような行動を続ければいいのかがわかります。油断や手抜きがいかに危険かもわかります。クレプトマニアで苦しむ人たちに最も必要なのは正しい情報の伝達だと考えています。同時に，勉強会を繰り返すうちに，自分の生き方に次第に焦点が当っていきます。万引きを止めることは，生き方を変えることと同義になります。

1. 講義編

勉強会で使っている基本的なスライドを紹介します。

ICD.DSM　**クレプトマニアの本質的要素**

①衝動制御障害による疾患で，嗜癖行動の側面を持っている
②その盗みには合理的動機がない
③盗もうとする衝動があり，それに抵抗できなくなることが繰り返される
④盗みの前には緊張が高まる
⑤盗みに及ぶ時には快感，満足，解放感を感じる
⑥盗まれた物は個人的な用途や金儲けのために必要とされない物である

クレプトマニアについての基本的な情報を診断基準を参考に2枚のスライドにまとめてあります。

ICD.DSM　**クレプトマニアの万引きの特徴**

①一人で行う
②盗まれたものはそれらの代金を支払う余裕があったにもかかわらず盗まれる
③盗んだ後では人に譲ったり，捨てたり，秘匿したりする
④窃盗を働くエピソード間には不安，落胆，罪悪感を覚えるがそれでも繰り返す
⑤通常，何らかの身を隠す試みがなされるが，そのためにあらゆる機会をとらえようとはしない
⑥概して，すぐに逮捕される可能性があるようなときは盗むことを避ける
⑦事前に盗みの計画を立てることはない
⑧逮捕される可能性は十分考えている
⑨自分の行為が間違っていて意味がないことにも気づいている

クレプトマニアの万引きの特徴を診断基準を参考にして作ったスライドです。

どうやって止めるか？

①病気であることを知り，理解する
②自分の行動メカニズムを受け入れる
③盗りたい衝動を作動させない環境の重要性を知る
④環境作りに真剣に取り組み，実行する
⑤病気の理解を深める――説明できるようになるまで
⑥「みせかけの回復」に騙されない
⑦自分の治療を続ける

万引きを止めるために必要なことをまとめました。

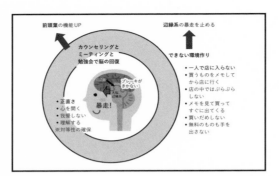

万引きを止めるための大まかな
地図です。重要な情報なので勉
強会では毎回確認するようにし
ています。本書に掲載してある
図表はすべて勉強会で使ってい
るものです。

「再犯」の最大の原因

①衝動制御障害であることが理解できない
②普段の自分の感覚だけを信じる
　※「盗りたい気持ちがないから大丈夫」は危険
③一度しなかったらもう大丈夫と考える
④自分の治療を止める
　　⇒日常に埋没
　　⇒衝動への刺激が蓄積
　　⇒条件がそろうと再発

治療が始まってから万引きして
しまったケースを分析し，作っ
たスライドです。クレプトマニ
アの万引きは一人で店に入り，
万引きできそうだと見える状況
がそろったときに起きること
と，衝動が作動したときには途
中で行動修正がきかないことを
しっかり理解することが再発予
防には最も重要なことです。

万引きが起きない治療環境を整
えるためのポイントです。

治療環境を整える

患者同士の個人的な関係は危険なので避ける
ミーティングだけの関係に限定することが鉄則
常識で判断しない
依存症からの回復は常識を超越している
常識が自分を縛る
自分の頭で考える
自分の心で感じる
自分の行動に責任を持つ
人のせいにしない

出さなければ入ってこない

ありのままの自分は「ありのままの自分」
それに評価を加えない
評価はその人の価値観によって変わる
価値観を変える必要
行動が人を変える
一歩踏み出すのは自分
わからないことは
　　わからないと言う練習
訊く練習

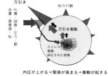

カウンセリングやミーティングでは自分をありのままに出すという実践をしていきます。その効果，万引きの衝動が起きにくくなります。考え方を変えるためには行動を変えることが必要です。

シンプルに考えること

- 止めたい，止めないといけないと思っている
- でも，やってしまう
- 自分なりの工夫では止まらなかった
- 今後絶対にやらないための行動を続ける

このスライドと次のスライドはセットです。万引きを止めるためにはシンプルに考えることがまず必要です。もう止められないのではないか，なぜ繰り返すのか自分でもまったく理解できないなどと考えて混乱してしまうと，適切な行動がとれなくなります。シンプルに「万引きを止めたい」と考え，本書で提案している止めるための方法を素直に実践してください。

深く考えること

- 盗る理由
- 盗ることでなにを得たかったのか
- なぜ，止まらなかったのか
- なんのために盗ってきたのか
- 盗る行為と関係があるもの・ことはなにか
- 万引きするメカニズムをどう壊すか

シンプルに考えて，提案された行動を実行しながら，次は深く考える機会を持ちましょう。深く自分を振り返ることが出発点です。認めたくないことがあっても，素直に受け入れる努力をしていきましょう。自分を振り返ることなく，知識だけ勉強しても回復は得られません。

2. Q&A編

Q1 わたしは個人的に使うもの（化粧品，食品）を盗ることが多かったので，クレプトマニアではないのかと思っていました。どうなのでしょうか？

A1 私が診てきた患者さん全員に聞き取りした結果，盗る直前〜盗っているとき，「あ，欲しいな」「あったらいいな」「後で使うかも」と思ってその商品を手にしています。「こんなもの持って帰っても使わない」と思って万引きした人は一人もいません。その瞬間は使おうと思うもの，欲しいものを盗っているのです。が，問題はそれらの盗品が客観的に見て本当に「使うもの」「欲しいもの」であったかどうかです。現実はそうではありませんね。後で，「なんで家にあるのにまた盗ったんだろう」というものをよく盗っています。その人の生活を見たうえで判断したとき，盗った物はその人の使用目的や金銭目的を満たすための物ではありません。店に入って商品を見たときに「欲しいな」「あったらいいな」「後で使うかも」という程度のものを盗っているわけです。その程度の動機ならお金を支払って手に入れればいいものを，万引きという犯罪行為によって手にしようとするのですから，これはまったく非合理的な行動です。そこが病的＝クレプトマニアである理由です。

　商品と言うのは買ってもらうことが目的で作られていますので，それを見た人の心に購買意欲（欲しい，使いたい）が湧くように考案されています。その商品の魅力や必要性を感じて手に取るわけです。商品という存在そのものが「欲しいな」と思わせるものであり，そこにクレプトマニアの衝動が密接に関係している，というわけです。

　クレプトマニアかどうかを判別するうえで最も重要なことは，衝動制御障害によって万引きが起きているかどうかです。衝動によって行動しているので，そのときには現実的で理性的な判断（計算）が働いていません。店内に

入って商品を万引きするときには過去の服役歴や，現在の自分の状況，家族のことなどは頭から消えています。そういうふうに万引き行動全体を丁寧に見なければなりません。「なぜ盗ったのか？」ではなく，「どのようにして万引きしたのか？」について詳細に聞き取り調査をする必要があるわけです。

こんなふうに丁寧に分析しないと，再発予防にはまったく役立ちません。常識的には意志と根性と後悔と反省で万引きしないようにブレーキをかけようとしますが，そんなものは衝動制御障害が起きればひとたまりもありません。もっと科学的に行動を分析して，次にまた起こさないための対策を講じなければなりません。

Q2 わたしはなんでもストックがなければ不安で仕方ありません。

A2 その不安はためこみ衝動と一体だと考えられます。なぜ不安になるのか考えたことがありますか？ 物がたくさんあると安心，ないと不安（一つなくなると一つ補充するのではこの不安は解消せず，さらに何個も追加で補充しないと安心できません。こうやって物が減ることはなくどんどん増えていきます）というのは物と自分との関係が偏っていることを示しています。物というものはいくら高価で価値があるものでも，真に心が満たされることはありません。満たされなさを物で埋めようとするのも人間ですが，埋めきれません。だから，どんどんエスカレートしていきます。買い物依存もそうだし，すべての依存症は心の隙間を物や薬物などで埋めようとする行動だと言えます。

おそらく限られた物で満足できないからですね。それは，目の前にある物と向き合っていないからではないでしょうか。その物の価値を本当のところは知らないし，わかっていない。だから数で勝負しようとする。でも，どんなに数が増えても心の隙間は埋まらない。一瞬，埋まったように勘違いするだけです。

物と心の関係を考えなおしてみましょう。「足るを知る」「その物の価値を

知る」「満足する」などをキーワードにして，少しずつ考えてみましょう。

Q3 一人で決して店に入らないことの深い意味について教えてください。

A3 クレプトマニアの場合，店に入る前は盗ろうという気持ちがなくとも，店に一人で入って商品を見ているうちに，いつのまにか盗りたい衝動が作動して万引き行動を引き起こしてしまいます。家にいるときや店に入る前にいくら心に強くブレーキをかけていても，一定の条件がそろってしまうと，衝動が活動し始めるという疾患です。店内では商品が無数にあり，それぞれの商品から刺激を受けます。その時に，心配事があったり，いさかいがあってイライラしたり腹が立っていたりすると，安定した気分の時以上にちょっとした刺激で衝動が作動します。今後，絶対に万引きしないためには一人で店に入らないということが絶対条件になります。逆に言えば，一人で店に入ることさえなければ，万引きの危険はなくなるということです。これは自分を万引き行動から守るための行動です。

クレプトマニアという病気の理解が甘いと，「もう万引きしようという気持ちがわかない」とか，たまたま一人で店に入って大丈夫だったから「もう自分は大丈夫」だと勘違いしてしまい，その後どこかの時点で万引きを犯してしまう，ということが実はたくさん起きています。万引きについての自分を感覚を全面的に信じてはいけません。衝動は無意識の中にあり，普段意識することはできないからです。「お金を使わずに物が手に入る＝得をした」や，「見つからなければ，大丈夫」という考え方を点検して，自分の中からなくす努力をすることのほうが大切です。

Q4 ありのままの自分を飾らずにごまかさずに出すことの深い意味について教えてください。

A4　万引きは人を欺き，ごまかす行為です。究極の嘘と言っていいでしょう。そのごまかしと，心の内面にある自分の正直な気持ちをごまかすこととはつながっています。嫌な思いを抑圧すると，その抑圧のエネルギーが万引きの衝動を作動しやすくさせます。なぜ万引きを繰り返すのか？　についての一つの解答は，万引きは無意識に自分の抑圧した感情を消し去ることを目的とした行動だからです。人に良く見られたくて自分を飾ったり，自分の弱みをみせたくなくて表面上問題ないふりをしたり，それらはすべて自分に嘘をついていることになります。自分のありのままを認めて，自分を否定せず，いろんな欠点を持ちながらも自分は自分でいいのだと，自分にOKを出すと，いろんな嫌な感情を抑圧しないで済みます。恥ずかしいという感情もだんだん消えていきます。ありのままの自分を出すことに心地よさを感じるようにもなります。肩の力が抜け，緊張感が弱まり，自然体で生きることができるようになります。その状態の心は万引きという行動が必要なくなっています。

　ミーティングはそのための実践練習の場です。ミーティングでできると，他でもできるようにだんだんなっていきます。「もう万引きは一生しません！」と何万回宣言しても，自分を変えることはできません。「ほんとの私はこんなところがあります」「こんな弱いところを持っています」と自分を開示できるようになると，気がつけば自分が変わっています。

3. 感想編

　勉強会の感想と質問を紹介します。

〈クレプトマニア〉という病気について

- 盗み方A，Bについて。自分の場合はどちらの方法もあったが，Aのほうが多かったと気づいた。店内のディスプレイ，商品の配置を見てスイッチオン。今必要でもない漢方薬を盗る。いつか飲む時があるかな〜という感覚だった。そして，出口のセンサーの警報ではっと気づく。今思い出しても怖い行動。その自分の行動が繰り返されていたことを考えると，とても怖い，ひどい。クレプトマニアとわかってよかった。治療につながってよかった。たくさんの人に迷惑をかけてきたけれど，過去は消せないけれど，今の生活，幸せを大事にしたい。

- 私は盗みたいという衝動が家にいるときからわいてくるタイプです。自分のタイプを知る，ということで，日々の過ごし方を考える良い機会になりました。私はショッピングサイトを見ているとき，"物が欲しい"という衝動が起きることがあり，それも原因の一つになっているんだろうなと感じました。一つ原因に気づくことができたので，サイトを見ないなどの行動をしていきたいと思います。

- 買い物に誰かと一緒に行っても，ついウロウロしてしまい，見ている物が"いいな"と感じることがあります。これはだれにでもあることですか？

- 買い物でストレスを発散している現状があります。クレプトマニアの一因でしょうか？

- ためこみと，自分を良く見せようとすることがクレプトマニアと関係するとは，今日初めて知りました。どちらも私にあてはまることで，ビックリしました。

- 衝動が起こるということに本人は気づいていない，ということに驚きました。その時，理性が消えているということにもびっくりしました。（家族）

- クレプトマニアになってしまうと，状況によって衝動を抑制できなくなる，理性的判断ができなくなって万引きしてしまう，再発の危険が高いというお話でした。一度そうなると一生続いてしまうのでしょうか？
- 勉強会に参加して，クレプトマニアのことを知れば知るほど，自分に置き換えると，当てはまるものばかりでした。知ることの大事さ，理解していくことには賛成です。が，自分自身をさらけ出すことはとてもむつかしく，出すことでなにかが失われてしまうのではないかという恐れがあります。
- クレプトマニアの治療には道筋を見つけられましたが，過食・嘔吐の衝動は止められません。
- 服役中はまったく過食嘔吐したいという衝動が起きなかったのに，出所して自由になった途端，すぐに過食嘔吐が始まりました。今も続いています。万引きの衝動についても，今は裁判を控えているのでとてもそんな犯罪なんて考えられませんが……でも，すべての問題が解決した時点で，今の気持ちを継続させていけるのか，そこが一番問題だと勉強会で思いました。

罪悪感について

- 万引きをして捕まった夢を見て，目が覚めます。苦しいです。盗った品物を買い取ってくるのに，どうして最初からお金を払って買わなかったんだろうって，後悔したり，いろいろな感情が湧いてきて，情けなくて辛いです。なんでこんな人間なんだろうって。罪だけが残ります。
- 何度も同じ窃盗を繰り返す自分が最低な人間で，普通の人間と違う。一生懸命に生きているつもりでも，法律を守れない自分。人として努力しているつもりなのに万引きしてしまう。自分は犯罪を繰り返す，価値のない人間としか思えなかった。
- 今日の勉強会でいろいろ聞きましたが，頭では悪いことをしているとわかっていても，物が欲しくなることは抑えられない自分がいること，恥ずかしく思っています。
- 自分のことを恥ずかしいと思わなくていい，という言葉に救われました。ずっとこのことがひっかかって日々くらしていくことは辛いです。

病気のとらえ方，考え方・価値観について

- 自分が衝動行為とはいえ，万引きしてしまったことは本当にそれだけで片付けられることではないと思います。ゆっくり考えてみると，「タダで物が手に入ることが自分にとって本当に重要なことなのか？」という言葉にはっとさせられました。もう一度ゆっくりと考えてみる時間をつくらなければいけないなあと再確認しました。

- HALTの説明[注1]が腑に落ちた。今まで自分の中のさみしさが理解できず，どうしてなのか……と思っていた。家族に対して出てきた怒りも，こんなこと思ってはいけない，自分勝手な思いだと思っておさえつけていたので，知ることができて良かった。自分の価値観や人生観について考えることになると思っていなかった。クレプトマニアである自分や，今までの出来事（逮捕，裁判など）には意味があるのだと思う。辛い，しんどいことばかりではないと感じた。

- 損得に関しては，自分の母親の考えが私にものすごく影響していると思います。連れ合いからお金を渡してもらえなかった母親の苦労や憤りが母に損得勘定を身につけさせ，子どもの頃それを見て育った私はその考えに強く反発しながらも，どこか私の心の奥のほうに根深く残っているものがあるように感じています。

- 今まで自分中心に物事を見て判断していたことで，いろいろなストレスをため込み苦しくなっていたことがやっとわかりました。

- 勉強会で自動思考や考え方の癖とその付き合い方を学ばなければいけないことを知りました。頭の中ではわかっているのですが，自分の考えが本題からずれていたりすることに気が付きにくいです。どのように気を付けていけばいいのでしょうか？

- 勉強会に出るたびに，自分の考え方の癖に気がつきます。すべてにおいて「こうあるべき」という考えが強くて，その考えを捨てられない。心の奥で

[注1] 依存行動の四大引き金のこと。Hungry空腹，Angry怒り，Loneliness寂しさ・孤独，Tiered暇・退屈・疲れ・しんどさ

は「どうして，自分だけが……」とか，マイナスに考えてしまっている。ずっとそんなふうに生きてきました。本当に言いたいことが言えない。自分の言うことはわがままなんじゃないかと常に考えてしまう。

治療，回復について

- 一人で店に入らないのが大切だということですが，付き添いをしてくれる人がいない場合はどうしたらいいですか？
- 今の自分は毎日，何に気をつけ，どんなことを考えるべきか，疑問と不安があります。
- 回復が半信半疑で，不安になるときはどうしたらいいですか？　先を見ずに，今を見ようとは思うのですが，ときどきぐったりしてしまいます。
- 感情の取り扱い方，コントロールの仕方について，自分の感情を見極め，調整できるようになりたい。
- 勉強会に出て話を聞くと，身が引き締まる思いです。まだまだ自分の考えが甘く，油断しないように，大丈夫と思わないようにやっていきたいと思います。自分を見つめなおすいい勉強会だと思います。
- 今日の勉強会の話を聞いていて気がつきました。昔と違ってスーパーのチラシを最近みなくなっています。スーパーへの関心が薄れています。
- 今あるものを丁寧に使うということが大切，というのは私に当てはまると思いました。ためこみで，何でも次，次，次のものと考えてしまい。今あるもので満足することがほとんどない気がしました。最近，何もかもが嫌になって，もうどうでもいい！と投げやりになっていましたが，勉強会で話を聞いて，もう一度頑張りたいと思いました。

正直さ，ミーティングについて

- 本心をいつも隠して生きてきてたので，平然と自分を偽ったり，また偽っていることにすら自分で気づいていないときもあります。正直さが大切とわかっていても，いざとなると，どう思われるだろうと話さない選択をしてしまいます。ありのままの恥ずかしい自分でいいと思えたら，どんなに

楽でしょうか。少しでも自分を受け入れることができるようになればと思います。

- 自分はなかなか正直になれません。どうしても良い所だけ見てもらいたい感覚があります。家族にも言えないことがあるのはとても苦しいところがあります。誰もが人に言えないことがあるのでしょうか？

- 周囲の評価を気にしてしまう，自分を良く見せようとする，職場での人間関係でもよくありました。何か頼りにされると断りたくてもOKしてしまう。本当は「自分ですればいいのに」「勝手な人」「自分のことしか考えてない」と思っているのに，決して表面には出さない。自分の醜い部分を絶対に出さない，その場しのぎで都合の良いように嘘を言って取り繕うことが多かった。すごく正直な部分と，嘘をついてごまかそうとする部分が自分の中にあって，常に葛藤しています。

- 自分の気持ちを出すと家がうまく回らないと我慢し続けていた自分でした。診察では素直にすべて話ができるので，受診すると心が楽になります。勉強会，ミーティングを大切な時間として，続けていきたいと思います。

家族について

- 親，家族はどう接していけばいいのか？（家族）
- 家族が本当に安心できるようにはなるのでしょうか？（家族）
- 自分にとって大事な家族，大切な人に嫌な思いをさせたくない。自分はどう非難されてもしようがないと思えるけど，自分の存在が大事な人に嫌な思い，肩身の狭い思いをさせるのは耐えられないです。
- 家族との関係が悪くなるといつも最後には万引きのこと，逮捕のこと，裁判のことを言われ，それを言われると何も言えなくなってしまいます。今日学んだ，自分の心の状態を理解し，行動し，家族に安心してもらえるような暮らし方，かかわり方，生き方をしていきたい。

付録

万引きを止めるための
ワークブック

1 万引きチェックリスト

1. 万引きはいつから始まりましたか？

   　　　歳から（　　　）年前から

2. 万引きの回数

   〜10回，〜20回，〜50回，〜100回，〜200回，〜300回以上

3. 直近の万引きの頻度

   週（月）に　　　回くらい，ほぼ毎日

4. 最も頻度の多かった時期の万引き

   週（月）に　　　回くらい，ほぼ毎日。

   それは　　　歳のころ（　　　年前）

5. 店の人に発覚した回数

   　　　回

6. 警察で取り調べを受けた回数

   　　　回

7. 処分歴

   現在；取り調べ中，送検済み，裁判中

   過去；不起訴・起訴猶予，罰金刑，執行猶予付き有期刑判決，有期刑（執行猶予なし）判決

8. 何を万引き（窃盗）しますか？

   食べ物，日用品，化粧品，アクセサリー，衣類，電化製品，酒，薬品，サプリ類，貴金属，現金，その他（　　　　　　　　　　　　　）

9. 1回に万引きした物の金額

   〜500円，〜1000円，〜5000円，〜1万円，〜3万円，〜5万円以上

10. 万引き以外の窃盗の経験

    置き引き，自転車泥棒，ロッカー荒らし，車上荒らし，スリ，侵入犯

11. 家族はあなたの万引きのことを知っていますか？
    はい（配偶者，父・母，兄弟姉妹，息子・娘，ほか），いいえ

12. 万引きする前に盗みたい衝動を感じますか？　それはどんな衝動ですか？
    いつもある，時々ある，たまにある，ない
    衝動（　　　　　　　　　　　　　　　　　　　　　　　　　　　　）

13. 万引きする前にあなたの頭に浮かんでいるのはどんな考えですか？
    （　　　　　　　　　　　　　　　　　　　　　　　　　　　　　　）

14. 万引きする前に万引きは犯罪だという認識はありますか？
    いつもある，時々ある，たまにある，ぼんやりとはある，ない

15. 万引きする**直前**はどんな気持ちですか？
    スリル感，緊張感，興奮，恐怖，恍惚感，夢中，その他（　　　　　）

16. 万引き**している最中**はどんな気持ちや状態ですか？
    スリル感，緊張感，興奮，恐怖，恍惚感，夢中，動悸，冷や汗，解放感，
    満足感，達成感，得している気分，他のことが考えられない，むなしい，
    その他（　　　　　　　　　　　　　　　　　　　　　　　　　　　）

17. 万引きして**店から出た後**はどんな気持ちですか？
    スリル感，緊張感，興奮，恐怖，恍惚感，夢中，動悸，冷や汗，解放感，
    満足感，達成感，得している気分，他のことが考えられない，むなしい，
    その他（　　　　　　　　　　　　　　　　　　　　　　　　　　　）

18. 万引きして捕まらなかった翌日はどんな気持ちですか？
    儲かった，何も感じない，むなしい，罪悪感，反省，絶望，恐怖，次の
    計画をたてる気分，
    その他（　　　　　　　　　　　　　　　　　　　　　　　　　　　）

19. 事前に計画を立てますか？
    計画する，思いつき，場当たり的，店の中に入るとやってしまっている，
    その他（　　　　　　　　　　　　　　　　　　　　　　　　　　　）

20. 店に入るときにお金は持っていますか？
    持っていない，小銭程度，盗ったものを十分買える程度，
    その他（　　　　　　　　　　　　　　　　　　　　　　　　　　　）

21. 盗品の処理
    食べる（全部・部分），使用する（全部・部分），放置，捨てる，誰かにあげる，
    その他（　　　　　　　　　　　　　　　　　　　　　　　　　　　）
22. なにか身体的な病気がありますか？
    疾患（　　　　　　　　　　　　　），いつから？（　　　　　　　　　）
23. なにか精神的な病気はありますか？
    摂食障害，アルコール依存症，薬物依存症，ギャンブル依存症，うつ病，
    躁うつ病，パニック障害，不安神経症，解離性障害，
    その他（　　　　　　　　　　　　　　　　　　　　　　　　　　　）
    いつから？（　　　　　　　　　　　　　　　　　　　　　　　　　）
24. 処方薬で乱用傾向（過量服用）がありますか？
    睡眠薬，抗不安薬，鎮痛剤，風邪薬，咳止め，抗うつ薬，抗精神病薬
    その他（　　　　　　　　　　　　　　　　　　　　　　　　　　　）
    いつから？（　　　　　　　　　　　　　　　　　　　　　　　　　）

2 私の万引き行動を分析する

　あなたの万引きの仕方を分析してみましょう。

1. あなたの万引きの仕方は第5章で説明したAのタイプですか。Bのタイプですか？

2. （例）を見て，店に入る前から店を出るまでのあなたの万引き行動について，思い出せる限り書き出しましょう。

(例)

	行　動	考　え	気　持　ち
家を出る前		二度と万引きしたくない	後悔，反省，罪悪感
家を出る	買い物リストをつくる	「絶対，買って帰ろう」	固い決心
一人で店に入る	リストを見ながらカゴに商品を入れる	「買う予定の物だけを買おう」	固い決心
	安売りコーナーに向かう	「ちょっと安売りコーナーだけ見て帰ろう」	
		「これ欲しいな」「あったらいいかも」	ドキドキしている
	商品をバッグに入れる	「早く店を出なきゃ」	ドキドキしている
	かごに入れた商品だけレジを通す		ドキドキしている
店を出る		「見つからなかった」	ほっとした気持ち
		「ああ，また盗ってしまった」	後悔，反省
		「どうしよう」	
家に帰る	家族にばれないように盗ってきたものを隠す		

162

	行　動	考　え	気持ち
家を出る前			
家を出る			
店に入る			
店を出る			
家に帰る			

3 ライフイベントと万引き

　万引きはストレスと密接な関係があります。万引きが始まったとき，万引きが激しくなった時，頻繁に逮捕されるようになった時とその時に抱えていた悩みやストレスとの関係を調べてみましょう。

　ライフイベントの欄には主だった出来事を書き出してください。自分のことだけではなく，家族の病気や事故など大きな出来事があればそれも書き出しましょう。

　万引きの欄には万引きを始めた時期，定期的に続けていた時期，止めていた時期，捕まった時期，裁判の経験があれば裁判の時期などを書き出しましょう。

ライフイベント	万　引

書き出してみて，なにか気が付いたこと，気になったことはありますか？

④ バランスシート

　すべての行動にはメリットとデメリット，止めたときのメリットとデメリットがあります。このバランスシートのことを収支決算票とも言いますが，私たちは収支を考えてメリットのある行動だけを選択して行動しているわけではありません。その行動の影響や大きなマイナスの結果を伴う行動でありながら，止められずに繰り返している場合，一度しっかりとバランスシートを使って考えておくことが大事です。次の表に書き込んでみましょう。

　ちょっと考えたくらいでは全部の要素は出てこないでしょう。この本を読みながら，あるいは診察やミーティングに出たときに自分の行動や考え，気持ちを振り返ってみてください。思いついたことを書き足していきましょう。これは万引きを止めるためには欠かせない作業です。

万引で得たもの・こと	万引で失ったもの・こと

万引を止めて得たもの・こと	万引を止めて失ったもの・こと

5 これまでの自分なりの対処法

1. 今まであなたは万引きしないためにどんな方法を使ってきましたか？

2. 万引きが防げた方法はありましたか？

3. その中に100％万引きが防げる方法はありますか？

4. 何故うまくいかなかったのか，原因を見つけましょう。

6 万引きしない環境整備計画

　万引きしない環境とはどんなときでも万引きしないでいられる環境です。即ち，決して一人で買い物に行かないでいよい環境です。万引きしないためにその環境を整備しましょう。どんな理由や状況があっても崩れないように綿密に準備しておきましょう。

1. 一人で買い物に行かないことを妨げる問題はなにかありますか？

2. その問題はどうすれば解決できますか？　解決法を考えましょう。環境を万全にするために必ず実行可能な解決法を見つけてください。

3. あなたの考えた解決法に不備がないかどうか，主治医や援助者に相談して計画を完成させましょう。

4. 何故うまくいかなかったのか，原因を見つけましょう。

7 万引きに関する偏った考え

1. 万引きに関する偏った考えをあげてあります。あなたに当てはまるかどうかをチェックしましょう。

①過小評価
起こるだろう影響を実際より小さく評価すること。

> 例 「この店はよく儲かっている。このシャツ一枚くらい盗んだって痛くもかゆくもないだろう」
> 「たくさん商品があるのだから，1個くらい盗っていってもいいだろう」
> 「万引きしても誰も傷つけていない」

②黒か白かの思考
全か無かの観点でものごとを見ること。

> 例 「窃盗をするなんてわたしは最低の人間だ」
> 「わたしには良いところなどひとつない」

③過剰な一般化
ひとつの出来事や体験を取り上げて，これからもずっと同じだろうと一般化すること。

> 例 「自分は決して捕まらない」
> 「これまで捕まっていないから，今日も捕まらないだろう」

④フィルタリング
ひとつの細部だけを取り上げて，それにこだわること。

> 例 「自分は大きな店からしか盗まず小さな商店などからは盗まないため，大きな社会的損害は引き起こしていない」

⑤否定的思考
ポジティブな見方をせず，日常の体験とは矛盾するネガティブな見方を持ち続けること。

　　　例　「2カ月何も盗まなかったのにまた盗んでしまったなんて信じられない。
　　　　　もう万引きを止めるのは不可能だ」

⑥結論を急ぐ

根拠がないにもかかわらず，そうなると信じること。

　　　例　「万引きを治療する必要などどこにある？　どうせ誰も理解などしてく
　　　　　れないし，悪い人間だと判断されるだけだ」
　　　　　「自分がしっかりさえしていれば大丈夫だ」
　　　　　「もう死ぬしかない」

⑦自虐思考

最悪の事態を想定し，しかもさらに尾ひれを付ける。

　　　例　「どれほど治療に努力したって，家族は絶対に許してくれないだろう」
　　　　　「私はどうせダメな人間だ」
　　　　　「万引きが止まらないわたしは死ぬしかない」

⑧「べき」思考

〜べきだ，〜あるべきだ

　　　例　「物を欲しがったり望んだりするのをやめるべきだ，そうすれば盗まな
　　　　　くなる」
　　　　　「万引きで捕まった私は後悔と反省の日々を送るべきだ」

2. あなたの中にある偏った考えを書き出し，どこが誤っているか書き出しましょう。

偏った考え	その考えの誤り

8 お金と物について考える

1. お金について

　お金についての考えは万引きと深く関係しています。一度しっかり考えておくことが必要な課題です。万引きを止める行動を続けながら，お金との新たな関係を築かなければなりません。次の質問について考えながら，自分がどのような価値観を持っているのかを知り，どこをどう修正すればよいのかについて考えてみましょう。

　以下の質問に答えてください。
1）お金に関するあなたの気持ち
- お金は不安や恐怖を引き起こしますか？

- 経済的な不安はありますか？

- お金に関する気持ちは万引きに影響を及ぼしますか？

- 家族や友人にお金に関する気持ちを言いますか？

- 万引きは，経済的な不安を和らげてくれますか？

- お金のことで誰かに怒りを感じますか？

- あなたの実家ではお金についてどのような考えがよく聞かれましたか？

- 商品にお金を払うことについてどう感じますか？

2）お金との関係

- 自分がどのくらいお金を使っているかわかっていますか？

- 予算を立てて生活していますか？

- 達成したい金銭的目標がありますか？

- お金に関することをよく考えますか？

- 浪費の傾向はありますか？　収入以上の支出がありますか？

- 借金はありますか？　借金についてどう考えていますか？

- お金を使うのが嫌ですか？　それはなぜですか？

- 生活上，お金はどれくらいストレスを引き起こしますか？

- あなたの家族とお金についてよく口論しますか？

- お金についてどう考えれば万引きせず，健全な経済的生活が送れると思いますか？

2．物について

　物との関係についても考えましょう。これも重要な課題です。次の質問について考えながら自分と物の関係を見つめてみましょう。

- 物がたくさんあると安心感がありますか？　逆に少ないと不安になりますか？

- 物が減ったりなくなると，強い不安を感じますか？

- 同じものを何個もストックしていますか？　しているとしたらそれは何故ですか？

- 物の価値を量で判断していますか？　何で判断していますか？

- 物の価値は何にあると思いますか？

- 物とあなたがどんな関係になれば，万引きが止まると思いますか？

3. 価値観について

- お金があれば，幸せになれると思いますか？

- お金で買えないものが，あると思いますか？

- あなたにとって，本当に得なこと，損なことは何ですか？

- あなたにとって，最も価値があることは何ですか？

9 責任を取る

1. 否認

　万引きを止めるための行動を開始するためには，問題を認めることが必要です。これはあなたが直面する課題の中でも最も難しいもののひとつかもしれません。

　認めたくない現実を前にすると，人はそれから逃れようとします。自分の問題を回避しようとすることを否認と呼びます。否認にもいろんな種類があります。次に示すいろいろな否認の説明を読んで，自分にどんな否認があるのか，あるいはないのかを確認してみましょう。

2. いろいろな否認

1）事実の否認：自分が実際にやったことを，「たいしたことない」と過小評価することや嘘によって否定すること。

　　　例　「そんなにたくさん盗んでいない」

　　　　　「長い間盗んでいない」

2）影響の否認：万引きにで被害を受ける人がいるということを認めないこと。

　　　例　「大企業なんだから，盗んだってたいしたことない」

　　　　　「誰も傷つけてはいない」

　　　　　「誰も気づいていない」

3）責任の否認：個人的責任を負わず，万引きを人のせいにすること。

　　　例　「自分は悪くない」

　　　　　「仕方なかったのよ」

　　　　　「理不尽なことばかり言われるからこんなことになるんだ」

4）意図の否認：盗むつもりがあったこと，その意図があったことを否定すること。

　　例　「そんなつもりはなかった」

　　［注］クレプトマニアの場合，自分でも理解できない行動が起きてしまうので，自分の行動を他人にわかるように説明することがほとんどできません。それとこの否認とは違います。意図の否認は責任逃れのための言い訳です。

5）治療の必要性の否認：自分には万引きを止めるための支援も治療も必要ではない，自分で対処できると言い張ること。

　　例　「誰の助けも必要ない」

　　　　「もう二度としない」

　　　　「自分がしっかり反省したから大丈夫」

3．責任をとる

　責任をとるということは自分の行動に対して全責任を負うことです。人のせいにせず，自分で責任をとることが回復のカギです。責任をとることには次の6つの要素があります。

1）**認める**：自分の問題であると認めること。

2）**結果を受け入れる**：被害者意識を持たず，すべて自分の行動の結果であると受け入れること。

3）**回復**：万引きを繰り返さないための行動をすること。

4）**援助を求める**：再発しないためには他者の支援が必要だということを認めること。

5）**予防**：自分の中にある万引きのメカニズムを認識し，他者からの意見や忠告を受け入れること。

6）**実践**：万引きを止めるための行動の実践を続けること。

10 コミュニケーション・スキル

　安定した回復を続けるための必須の課題がコミュニケーション・スキルを身につけることです。

1．あなたはどのタイプ？

　コミュニケーションの取り方にはいくつかのタイプがあります。特に怒りや不満といった対処が難しい気持ちがおきたときには，どのようなコミュニケーションをとりがちですか？　あなたはどのタイプですか？

1) **受動的**：反応したり，相手に応えて行動したりすることなく，相手の言動を受けるだけに終わることです。怒りに対して受動的な反応をする時，苦痛を感じていても外に向けてそれを出すことをしません。何も行動せず，「とにかく反応せず」「波風を立てない」ようにすることです。
2) **攻撃的**：積極的に敵対的な行動をとることです。怒りに対して攻撃的な反応をするということは，爆発することです。怒鳴り，ドアを乱暴に閉め，物を投げ，相手に突っかかったり攻撃したりさえします。激しさや対立的な姿勢もこれに含まれます。
3) **受動攻撃的**：怒りや不満などの否定的な感情を相手にぶつけず，消極的で否定的な態度や行動をとることで，相手を攻撃しようとします。黙って無視したり，忘れたふりをするなど。
4) **自己主張的**：相手の意見を否定することなく，自分自身の意見を主張するような言い方です。自己主張（＝アサーティブな話し方）は怒りを表すための最も直接的で健全な方法です。相手のことを尊重しつつ，自分の感情と体験を直接的に表すことができる方法です。

2. コミュニケーション・スキルを練習しましょう

　自分の気持ちを言葉にして相手に伝えることができるようになると，回復が進みます。逆に，言いたいことを胸の奥にしまって我慢することは心の緊張と徒労感を生み，万引きの衝動が起きやすくなってしまいます。コミュニケーション・スキルにはさまざまありますが，ここでは最もシンプルな話し方と聞き方の練習をしましょう。意識して日常会話で使う努力をしてみてください。効果を実感できると思います。

1）アイ・メッセージ（「わたし」を主語にした言い方）

　日本語は主語をつけなくとも相手に通じてしまう傾向があるため，普段は主語をつけて話しているかどうか意識しないことが多いものです。しかし，基本的にはどの文章にも主語はあります。「わたし」「あなた」「彼ら」など，どれかが主語になっているはずですが，多くの場合，文脈から判断できるために省略されています。まずはここに意識を向けてください。

　「あなた」「おまえ」が主語になっている時の言葉は，相手との対立を生みやすいという傾向を持っています。その代表がいわゆる「ケンカ言葉」です。「あなたが〜だから，〜なってしまったんでしょ！」など，相手を攻撃したり，批判したり非難するときの言い方です。これを「ユーメッセージ」と言います。

　逆に「わたし」を主語にすると，自分の意見を相手に伝えやすくなります。この違いが大きいです。だれでも，自分を責められたり攻撃されたと感じたときには反発する気持ちが出てきやすいものです。「わたし」を主語にした言い方に変えることで，いたずらに相手を刺激して対立的になるのを避けることができます。「あなた」を主語にした言い方は「とげのある言葉」となり，「わたし」を主語にした言い方は「とげのない言葉」になります。

　例を挙げます。

　普段，自分がどのような言い方をしているのか，意識してみましょう。そして，ユー・メッセージに気づいたら，それをメモして，アイ・メッセージに言いかえる練習を始めてみましょう。

ユー・メッセージ	アイ・メッセージ
一人で散歩に行くだけなのに，（あなたは）どうして疑うわけ?!	（わたしは）一人で店に入らないことが大事なのは理解しています。気分転換に一人で散歩に行きたいんです。

2) 聞き方

　聞くという行為には3つの側面があります。1つ目は「そう思ってるんですね？　そうなんですか」という聞き方。2つ目は相手に質問する，尋ねる聞き方。3つ目は相手の話の内容をよく聴く聞き方です。

①相手の言ったことを"そうなんだね"と聞く「聞き方」

　相手が決めつけてなにかを言ってきたとします。あるいはまったく自分が考えていることとは違うことを言ってきたとします。そういうときにすぐに反応してしまうと，反発してユーメッセージでなにかを言うことになり，口論になったり気まずい雰囲気になってしまいます。

　まずは相手が言っていることを「あなたはそう思っているんですね」と聞く聞き方です。こう聞いたからといって相手に同意していることではありません。相手が言っていることを「そう言っているのだな」と受け取るということです。そのことについての考えや意見を述べる前の段階です。そのうえで，「そうなんだね」「どうして，そう思うの？」と尋ねます。これが2つ目の聞き方です。

②尋ねる「聞き方（訊き方）」

　まず「へえ，そうなの」と聞きます。キャッチボールでいうといったん自分のグローブに相手の言葉を受けるという感じです。これはただ，「あなたはそう思っているんだね」ということです。ここですぐに「それは違う！」とか「勝手に思い込みで言わないで！」と反応してしまうと，これは来たボールをバットでいきなり打つことと同じです。投げたほうは自分の思いは受け止めてくれていないと感じるでしょうし，こちらは「あなたはなにもわかっ

てない！」と憤慨するでしょう。その時点でもう会話は成立しなくなっています。会話は相手がどんなボールを投げてきても，まず受けることで始まります。そして，「どうしてそう思うんですか？」と尋ねるという聞き方をしてみましょう。大事なのはなぜ相手がそう思ったかの理由です。その理由を聞いて，自分の考えを相手に伝えることです。

③相手の言うことを素直な気持ちで聴く「聞き方」

　②のように尋ねると相手はどうしてそう思ったのか，なにがあったのかについて話をしてくれるのではないでしょうか。そのあとはその話の聞き方です。まずは自分の意見や判断を入れずに聞きます。これを「素直な気持ちで聞く」と表現してみました。相手の話に耳を傾けるとか，一心に聞くとか，そんな聞き方です。「聴く」という書き方にあたるのかもしれません。

　人は主観で生きていますから，どんな時でも自分の価値観や尺度が出てきます。それができるだけ出てこないような聞き方です。この聞き方で相手の話をよく聞きます。すると，もっとこのことを聞いてみたいとか，このことはどう思っているのだろうとか知りたいこと聞きたいことが次々に出てくるようになります。そして，そのあとに自分の考えを相手に伝える。これがキャッチボールにたとえられるような会話だと思います。

　言葉というものは人の心を100％表現できる道具ではありません。言い切れないものがたくさんあります。そういう道具を使って心のやりとりをしているのだと考えてみればどうでしょうか？　聞くことはとても奥深い行為です。

　2通りのやり取りの例を示します。

すぐに反応する場合	3つの聞き方を意識した場合
"一人で出かけるとまた万引きしてしまうぞ！"	"一人で出かけるとまた万引きしてしまうぞ！"
「散歩に行くだけじゃない！　どうしていつもいつもそうやって疑うの?!」	「そう思うんだ」「どうしてそう思うの？」
"そもそもお前が万引きなんかするから疑われるんだ。自業自得だろう！"	"今まで捕まった時はそうだっただろう。だから一人で出かけるのを見るとまた一人で店に行って万引きしてしまうんじゃないかと思うんだ"
「一日中監視されて，注意されて，何か言えばそうやって責められて，もうこんな生活嫌だ！」	「治療を受けて一人で店に入ることがどれだけ危険なのか初めてわかったんだ。だから買い物に行くときは必ず誰かと行くようにしようと決めた。でも，買い物以外では一人で散歩したりするのが気晴らしになるので行ってみたい。先生もリラックスすることが大事だって言っていた」

11 健康的な生活スタイルを築く

　クレプトマニアによる万引きは「代償行動」つまり，満たされていない欲求を万引きという行為によって**満たそうとする**行動だと考えていいでしょう。満たされてない欲求が万引きという行動に姿を変え，万引きはそれらの欲求を一時的に満たすための「代役」になるのです。

　その時の満足は代用品なので，必然的に自分の欲求が満たされたという気分はすぐに消えてしまい，その気分を再度得るために万引きを繰り返すことになります。真の深い欲求が満たされていないからです。その欲求を認識できていないことが多いのが現実です。

1. 自分が満たしたい欲求は何なのかを見つけましょう

　〜したい，〜なりたい，〜してほしいと思うことを見つけましょう。そういう欲求は「そんなこと考えるべきではない」「私にそんなことを望めるはずがない」「どうせ求めても無駄」「そんなことを望むのはワガママだ」などの否定的な考えで抑えつけられていることが多いでしょう。素直な目で自分の望みや欲求を見つめてみましょう。そして，それを書き出してみましょう。

心の中で望んでいること

2. 満たされていない気持ちを調べましょう

　満たされていない欲求とあなたが感じている感情を左の欄に書きだしましょう右の欄に，その欲求を満たすため，または，それらの感情に対処するための健全な方法を挙げましょう。あなたにとって上手くいきそうなこと，やってみたいなと思えることを見つけてください。

満たされていない欲求・思いと あなたの感情	欲求を満たすため，また，その感情に 対処するために役立ちそうな代わりの方法

満たされていない欲求・思いと あなたの感情	欲求を満たすため，また，その感情に 対処するために役立ちそうな代わりの方法

3. あなたが考える健康的な暮らしをイメージして書き出しましょう。

12 エクササイズ テキスト

　気分を落ち着かせるためのエクササイズです。このテキストはPeace is every step（Thich Nhat Hanh 著）の一部を訳したものです。

　考えること，呼吸することについて書かれた一節を味わいましょう。そして，実践してみましょう。

意識した呼吸（conscious breathing）

　あなたの生活がいきいきとしたものになり，もっと楽しくなるための呼吸法の技術はたくさんあります。まず最初にするエクササイズはとても簡単です。息を吸うときに，「息を吸う。今息を吸っている」と心の中で言ってみます。息を吐くときには「息を吐く。今息を吐いている」。それだけ。自分の呼吸は自分で意識することができますね。心の中で言うことばはもっと簡単でもかまいません。「吸って」「吐いて」でもいいのです。この方法はあなたの注意を呼吸に集中しやすくしてくれます。練習していくと，あなたの呼吸は穏やかに，やさしくなっていき，あなたのこころとからだも同時に穏やかに，やさしくなっていきます。決してむつかしいエクササイズではありません。数分であなたは瞑想の効果を感じることができるでしょう。

　息を吸って吐くことはとても大切です。そして，楽しめます。呼吸はわたしたちのこころとからだに連結しています。わたしたちのこころは何かのことを考えているのに，体は別のことをしているということがときどき起こります。そういうときはこころとからだがひとつになっていません。「吸って」「吐いて」と呼吸に意識を集中させることで，こころとからだのつながりを呼び戻すことができます。意識した呼吸はこころとからだの重要な架け橋です。

　わたしにとって，呼吸は手放すことのできない楽しみです。毎日，意識し

た呼吸を実践しています。わたしの小さな瞑想室には「呼吸；あなたは生きている！」という色紙を掛けています。呼吸して笑うことで，幸せな気分になることができます。意識した呼吸をするとき，わたしたちは自分自身を完全に取り戻し，今この時に出会うことができます。

考えすぎないこと（thinking less）

　"意識した呼吸"を実践していると，考えがゆっくりになり，本当の落ち着きを自分に与えることができます。ほとんどの時間，わたしたちは考えすぎます。マインドフルネスな呼吸をすると穏やかな気持ちになり，リラックスし，平和な気持ちになります。考えすぎることを止める手助けになります。過去の後悔を持ち続けたり，将来の不安で心配になることを止めることに役立ちます。そして，今この瞬間というすばらしい時を生きることにつながります。

　もちろん，考えることは大切なことです。しかし，わたしたちが考えていることの大半は無駄なことです。まるで，頭の中でカセットテープを昼も夜もかけ続けているようなものです。あれこれ考えて，止まることがありません。カセットテープならストップボタンを押せばいいのですが，わたしたちの頭にはそんなボタンはありません。いろいろと考えすぎて心配しすぎるので，眠れなくなります。お医者さんの所に行って睡眠薬や安定剤をもらうこともできますが，それは事態をさらに深刻にするでしょう。なぜなら，そんな睡眠では決してほんとうの休息は得られませんから。薬を飲み続ければ，それに依存することにもなりかねません。日々緊張して暮らすことになり，悪夢を見たりすることになるかもしれません。

　意識した呼吸の仕方にそって，息を吸い，吐いていると考えることが止まります。「吸って（In）」「吐いて（Out）」と言っているときは考えていませんから。「吸って」「吐いて」は私たちの呼吸に意識を集中しやすくする単なる

言葉にすぎません。数分間，このやり方で呼吸していると，とてもさわやかな気分になります。自分自身を取り戻し，今この瞬間に私たちのまわりにあるうつくしいもの（こと）に出会うことができます。過去は去り，未来はまだ訪れてはいません。もし，現在の自分に戻ることができなければ，自分の人生には出会えません。

　私たち自身の中やまわりにある，さわやかで，穏やかで，癒される成分に出会うことで，それらのものを大事に守り育てる方法を学んでいきます。それらの成分はどんなときにも穏やかに生きることに活用できるのです。

おわりに

　私はけっこうな田舎にある民間の精神科病院の一臨床医です。実験や研究の経験・実績のない，毎日診察ばかりしている精神科医です。そんな私がクレプトマニアの本を書くとはなんと大胆な，というのが正直な気持ちです。しかし，そんな私のことより，万引きがとまらずに苦しんでいる人たちの役に立つ書籍が極めて乏しい現実の深刻さのほうが問題だ，というのがもっと正直な気持ちです。クレプトマニアの治療を続けてきて明らかになってきたことを広く役立ててもらうには本を書くしかありませんでした。

　この治療を始めて，現時点で164件の万引きについての相談を受けました。その中でクレプトマニアと診断したのは127人です。そのうち今も通院治療を続けている患者さんは65人います。1年以上通院している人が59人で，最も長い人は6年半になります。諸事情から受診後，他の医療機関に紹介した患者さんが10人います。通院を続けている患者さんたちは万引きせずに毎日を過ごしています。私の治療が効果あるかどうかについて，様々な観点から検証すべきだと思っていますが，このデータも検証材料の一つです。少なくとも通院を続け，万引きしない環境整備を実行している患者さんに万引きをした人はいません。私の課題の一つは，受診してくれた患者さん全員が通院を続けてくれるにはどうしたらよいかを解明することです。実力をつけたいと心底思います。

　患者さんの大半が裁判をかかえていました。執行猶予中の再犯というケースが多いです。万引きを繰り返させない社会環境作りという観点から，万引きに関わる司法，行政（警察を含む），医療等が協力し合う必要性を痛感しています。そのためにはクレプトマニアという病気があることを知り，この病

気を理解することの重要性や，治療すれば防ぐことができることなどが社会的に広く認知され，関係者がその認識のもと，再犯予防に必要な情報提示を本人や家族になされるようになればと願っています。犯した万引きを罪として裁くだけでは解決することはありません。治療中に判決が下り，服役する患者さんもいます。刑期を終えてから再度治療の場に戻ってきてほしいと思い，服役中の患者さんと手紙のやり取りを始めました。月1回のペースで，私からはいただいた手紙の内容についての返事とクレプトマニア勉強会の資料を送っています。残念なことですが，「病気に逃げるな」「治療なんかしても無駄だ」と治療意欲を失わせるようなことを職員から言われ，意気消沈した手紙が届くこともあります。幸いにして，手紙のやり取りを続けた患者さんは全員通院を再開してくれています。治療を続けるということがどれほどたいへんなことか，患者さんたちから私は教わりました。

　26回。私がクレプトマニアの患者さんの裁判に証人として立った回数です。こころという実体のないものを扱う精神科臨床というものにおそらくはほとんど触れたことのない法律家に，クレプトマニアという疾患を理解してもらうため四苦八苦した回数が26回。鍛えられました。自分の理解の浅さを思い知りました。普段仕事していてかけられたことのない質問にどう答えればわかってもらえるのか，考え抜きました。「盗った物を食べたり，使ったりしたらクレプトマニアじゃないよね」とは，法律家だけではなく，同業者からも聞かれました。きっちりこの問いに答えられるようになろうと思いました。同時に，こころを扱う仕事をしていると言いながら，本当に私はこころを扱えているのかと毎回自問しました。この貴重な経験が本書に役に立ちました。

　私の願いはただひとつです。どうすれば万引きがやめられるのかを解明し，広く知ってもらい，活用してもらうこと。万引きはやめられます。

　最後に，本書の原稿を読んでいただき，多くの貴重な意見をいただいた井上麻由先生，中木暁子先生に深く感謝します。本書刊行にご尽力をいただいた金剛出版立石正信社長，編集部梅田光恵様に深く感謝します。

著者略歴

吉田精次

社会医療法人あいざと会藍里病院　依存症研究所

徳島県板野郡上板町佐藤塚字東288-3

1981年徳島大学医学部卒業。1982年藍里病院勤務。2005年より依存症を専門に診療を開始。2010年同病院副院長就任。2017年藍里病院依存症研究所所長就任。

日本アルコール関連問題学会評議員，全国断酒連盟顧問，徳島ダルク支援会代表，徳島自殺予防面接技法研究会世話人，徳島県自殺予防協会いのちの希望評議員

主著　「家族・支援者のためのギャンブル問題解決の処方箋──CRAFTを使った効果的な援助法」（金剛出版）

監訳・共著　「CRAFT 依存症者家族のための対応ハンドブック」（監訳・金剛出版），「アルコール依存のための治療ガイドCRA」（監訳・金剛出版），「CRAFT 薬物・アルコール依存症からの脱出──あなたの家族を治療につなげるために」（共著・金剛出版），「アルコール・薬物・ギャンブルで悩む家族のための7つの対処法──CRAFT」（共著・ASK），「物質使用障害の治療──多様なニーズに応える治療・回復支援」（共著・金剛出版）

万引きがやめられない
クレプトマニア [窃盗症] の理解と治療

2020年 4 月30日　発行
2022年 3 月 1 日　第2刷

著者───── 吉田精次

発行者───── 立石正信

発行所───── 株式会社 金剛出版
　　　　　　〒112-0005 東京都文京区水道1-5-16　電話 03-3815-6661　振替 00120-6-34848

装丁◉臼井新太郎　装画◉立花満　印刷◉総研　製本◉誠製本

ISBN978-4-7724-1755-6 C3011　　©2020 Printed in Japan

家族・援助者のための
ギャンブル問題解決の処方箋
CRAFTを使った効果的な援助法

［著］＝吉田精次

●A5判　●並製　●160頁　●定価 2,200円

絶望感にうちひしがれた当事者と家族が
根拠のある希望を持てるように，
本書にはギャンブル依存への効果的な対処法が紹介されています。

CRAFT
薬物・アルコール依存症からの脱出
あなたの家族を治療につなげるために

［著］＝吉田精次　　境 泉洋

●A5判　●並製　●136頁　●定価 2,640円

薬物・アルコール依存症のメカニズムを解き明かし，
硬直化した家族関係を
変容，緩和させていくための
最強の治療プログラム。

CRAFT
依存症者家族のための
対応ハンドブック

［著］＝ロバート・メイヤーズ　　ブレンダ・ウォルフ
［監訳］＝松本俊彦　　吉田精次

●A5判　●並製　●216頁　●定価 2,860円

実証的研究で効果が証明された
依存症への治療法として最強のプログラム「CRAFT」。
あなたの大切な人にもう飲ませないために！

価格は 10％税込です。